SOCIÉTÉ

DES

BIBLIOPHILES NORMANDS.

N⁰ 52.

MINISTÈRE DE L'INSTRUCTION PUBLIQUE.

APPROBATION ET CONFIRMATION

PAR LE PAPE LÉON X

DES STATUTS ET PRIVILÉGES

DE LA CONFRÉRIE DE L'IMMACULÉE CONCEPTION

DITE ACADÉMIE DES PALINODS

INSTITUÉE A ROUEN

PUBLIÉ D'APRÈS UNE ÉDITION GOTHIQUE DU XVIᵉ SIÈCLE

AVEC UNE NOTICE HISTORIQUE ET BIBLIOGRAPHIQUE

PAR

ÉDOUARD FRÈRE

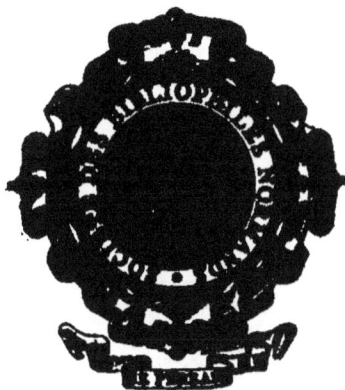

ROUEN

IMPRIMERIE DE HENRY BOISSEL

M.DCCC.LXIV

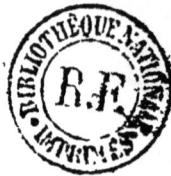

NOTICE

HISTORIQUE ET BIBLIOGRAPHIQUE

SUR

L'ACADÉMIE DES PALINODS,

INSTITUÉE A ROUEN.

L'Académie des Palinods, dont l'origine remonte au règne de Guillaume-le-Conquérant, n'était dans les premiers siècles de son institution qu'une confrérie purement religieuse, à laquelle avait donné naissance un vœu fait par Helsin (1), abbé de Ramsey, monastère situé près d'Huntingdon. Cet abbé, vers 1071, avait été chargé par le roi-duc Guillaume d'une mission auprès du roi de Danemark, Suénon II, pour négocier la paix. Il était sur le point de périr dans les flots en revenant en Angleterre, lorsqu'il fit vœu, s'il échappait à la tempête, d'ajouter la célébration de la fête de la Conception à

(1) Il est appelé Helchin dans notre imprimé, Helsins, par Wace, et Elsin, par St-Anselme. Le monastère de Ramsey *(Ramesia)*, situé près de la ville de ce nom, dans le comté de Huntingdon, fut fondé par par saint Oswald en 971. — V. Ord. Vital, édit. Le Prevost, t. II, p. 205.

celle des fêtes déjà établies en l'honneur de la Vierge Marie. La prière du fervent abbé ayant été exaucée, il proclama le miracle auquel il devait sa délivrance, et mit tant de zèle à remplir l'engagement qu'il avait pris envers sa puissante protectrice que, dès l'année suivante (1072), il avait obtenu que Jean de Bayeux, le savant archevêque de Rouen, fît pour la première fois célébrer dans toute la Normandie, par ordre du Conquérant, la fête de la Conception de Notre-Dame. C'est de là que cette solennité prit le nom de *Fête aux Normands*. Elle ne fut établie en Angleterre qu'en 1109, sous Henri 1er, par saint Anselme, archevêque de Cantorbéry, et se répandit peu à peu dans le monde chrétien (1).

Confrérie durant 400 ans, l'institution de la *Fête aux Normands* ne se livra qu'à des exercices de piété, exercices qui avaient alors lieu dans la chapelle de Saint-Jean-des-Prés; mais en 1486, elle prit un caractère littéraire, sans rien perdre toutefois de son caractère religieux, et devint, sous le patronage de plusieurs personnages de

(1) Le fait miraculeux que nous venons de rapporter a fourni à notre chroniqueur Wace le sujet d'un de ses poëmes, et son récit, de même que les écrits de saint Anselme, a donné quelque célébrité à cet événement. Voy. Wace, l'*Establissement de la fête de la Conception Notre-Dame*, etc.; publié par MM. Mancel et Trébutien; Caen, 1842; in-8, — E.-H. Langlois; *la Feste aux Normands*; Rouen, 1833; in-8. — Sancti Anselmi. *Opera*; Lutetiæ Parisiorum, 1721, in-fol., p. 507. *Miraculum de Conceptione Sanctæ Mariæ*; in....

distinction de la ville de Rouen, en tête desquels il faut citer Pierre Daré de Chateauroux, une association qui reçut le titre de *Puy de l'Immaculée Conception* et en même temps celui de *Puy du Palinod* (1). La modeste chapelle de Saint-Jean-des-Prés étant alors insuffisante, la confrérie se réunit dans l'église de Saint-Jean-sur-Renelle, et fit de nouveaux statuts d'après lesquels un président était élu chaque année et prenait le nom de *Prince* du Palinod.

Pierre Daré, sieur de Chateauroux, conseiller du Roi et lieutenant-général au Bailliage de Rouen, ayant été élu *Prince* en 1489, voulut donner un nouveau lustre à l'institution ainsi réformée et l'ériger en académie. Les progrès de l'imprimerie, qui commençaient à se répandre à Rouen et sur divers points de la Normandie, contribuèrent à faciliter cette entreprise que secondèrent les principales notabilités de l'époque. Les statuts de la confrérie, de nouveau modifiés, furent revêtus de l'approbation de Robert de Croismare, archevêque de Rouen. Le Prince proposa des prix pour ceux qui voudraient composer des pièces de poésie en l'honneur de l'Immaculée Conception. En même temps, il

(1) Ce nom de Puy, du grec πόδιον, tribune, jubé, etc., fait allusion au lieu où devaient être lues les pièces du concours ; celui de Palinod, de deux mots grecs πάλιν, de nouveau, et ᾠδὴ, chant, au refrain que devaient présenter les deux derniers vers des strophes des chants royaux, ballades, rondeaux, etc. La règle voulait que ces derniers vers fussent consacrés à la glorification de la Vierge.

choisit les personnes les plus éclairées pour juger ces pièces et distribuer les récompenses qui, pour la première fois, furent délivrées le 8 décembre de cette même année 1489, dans l'église de Saint-Jean-sur-Renelle, où cette institution subsista jusqu'en 1515 (1).

La nef de l'église Saint-Jean n'étant pas à son tour assez vaste pour contenir tous ceux qui s'empressaient d'assister à ce concours, Dom Jacques des Hommets, abbé de Saint-Wandrille, élu prince en 1515, après avoir pris l'avis de Guillaume Le Roux, seigneur du Bourgtheroulde, conseiller au Parlement, de plusieurs autres magistrats, de dignitaires ecclésiastiques et officiers généraux, associés de l'Institution, chercha un local plus spacieux et choisit le couvent des Carmes, dont l'église et le cloître présentaient une étendue plus grande et plus commode. L'ouverture de l'Académie des Palinods eut lieu dans le courant de la même année. Successivement des prix furent attribués aux huit compositions suivantes : le Rondeau ; la Stance ; la Ballade ; le Sonnet ; le Chant royal, l'Épigramme latine ; l'Ode latine en vers alcaïques ; l'Ode française et le Discours français ou prix d'Éloquence. Ces prix étaient distribués, en séance solennelle, dans le cloître du couvent des

(1) *Pièces de poésies françoises et latines* qui ont remporté les prix de l'Académie de l'Immaculée Conception, 1746 ; Préface hist. (par le P. Marche), in-8, p. 5 et 6.

Carmes, le dimanche qui suit la fête de la Conception ou
le jour même de cette fête.

Voici la liste des prix proposés, avec les noms de leurs
fondateurs et la désignation de leurs symboles qui rappel-
lent toujours les vertus de la Vierge-Mère :

RONDEAU. Jean Le Lieur, haut doyen de la Cathédrale de
    Rouen, fondateur du *signet* ou *affiquet*, en 1510 (1).
STANCE. 1er prix. Claude Groulart, premier président au
    Parlement de Rouen, fondateur de la *Tour*. . 1596.
— 2e prix Claude Groulart, sr de Torcy, fils du précédent,
    conseiller au Parlement de Rouen, fondateur du *Soleil
    d'argent*. . . . . 1611.
BALLADE. Marin Le Pigny, chanoine de N.-D. de Rouen et
    doyen des médecins de cette ville ; fondateur de la
    Rose. . . . . 1612.
SONNET. Même donateur, fondateur de l'*Anneau d'or* - 1612.
CHANT ROYAL. 1er prix, Charles de la Rocque, abbé de N.-D.
    de la Noë, conseiller au Parlement de Rouen, fondateur
    de la *Palme* . . . . 1613.
— 2e prix, Même donateur, fondateur du *Lys*. . 1613.
ÉPIGRAMME ou Allégorie latine. 1er prix, Alphonse de
    Bretteville, chanoine et chancelier en l'église de Rouen,

(1) *Signet*, suivant M. Bottée de Toulmon (*des Puys de Palinods*, etc.), signifie *cachet, anneau*. — D'après E.-H. Langlois (Ballin,
Palinods, p. 39, note 2); ces mots signifieraient *croix, agraffe*.

Cependant ces prix, assez modestes d'ailleurs et présentant toujours quelque attribut relatif à la Conception de la
Sainte-Vierge, n'ont pas eu en tout temps la même forme
ni la même valeur. Ils consistèrent d'abord en une simple
couronne de laurier, en une tasse d'argent, et, plus tard, en
quelques jetons frappés au coin de la Vierge. Plus tard aussi,
la générosité des princes du Palinod y ajouta des portraits
enrichis de diamants, des figures d'argent, des vases précieux et autres présents; tous emblématiques, suivant
l'esprit et l'usage de l'Institution (1). En dernier lieu, à

(1) L'abbé Guiot. Notice sur l'Académie de l'Immaculée Conception; *France littér.*, t. IV, 1784, p. in 8.

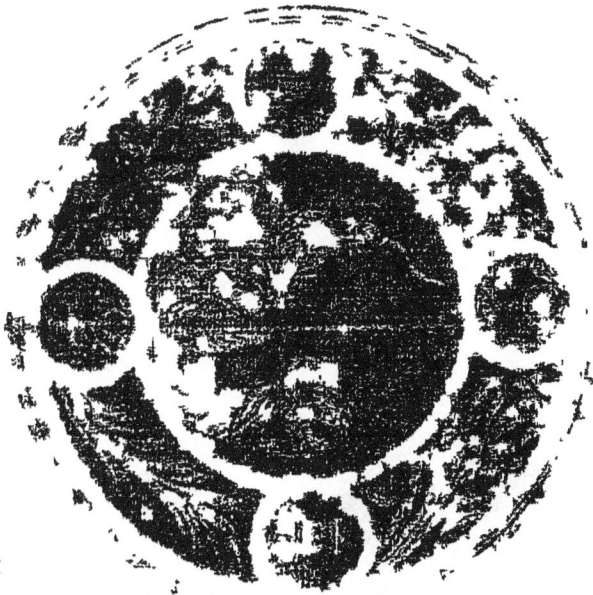

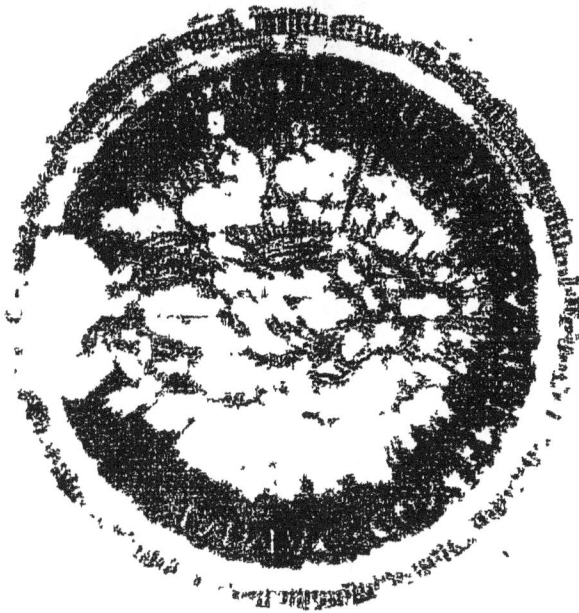

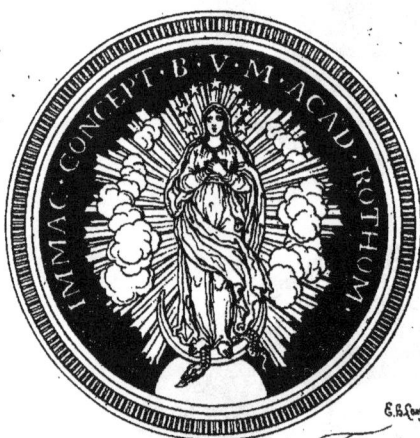

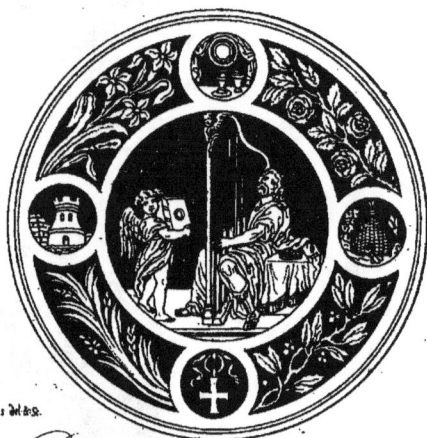

Face & Revers
des Médailles données en Prix, par l'Académie
de l'Immaculée Conception, de 1771 à 1789.

partir de 1771 jusqu'à 1789, on distribua des médailles d'argent fondues et retouchées au burin, curieux travail d'orfèvrerie, qui réunissait tous les symboles et dont le diamètre était de 0m 080m. Sur l'avers on voit la Vierge debout, placée sur un globe, toute resplendissante de lumière et couronnée d'étoiles; ses pieds reposent sur un croissant qu'enlace un serpent et qu'elle foule victorieusement aux pieds. On lit autour : *Immac. Concept. B. V. M. Acad. Rothom.* Le revers représente David jouant de la harpe, ayant devant lui, ouvert, un livre de musique que lui tient un ange; en exergue, on lit ce fragment du psaume xvii, verset 33 :- *Posuit imm. viam meam* (1). Dans

(1) Dans quelques-unes de ces médailles, la place consacrée au Psalmiste est restée vide. La surface de cette partie de la médaille était mobile et permettait ainsi au lauréat d'y faire inscrire son nom avec la nature du prix par lui obtenu. Sur un jeton d'argent de 0,030m, frappé antérieurement, nous remarquons d'un côté l'image de la Vierge immaculée, avec l'exergue: *Acad. Carmel. Rothomag.* En 1732, le premier Président Geoffroy Camus de Pontcarré, prince du Palinod, fit frapper d'après le même module un nouveau jeton sur lequel on voit, à l'avers, cette même figure de la Vierge, accompagnée de la devise: *Electa ut sol*; et sur le revers, l'image du Soleil avec cet hémistiche: *Hic tenebræ nil juris habent.* Le cachet de l'Académie des Palinods, finement gravé, reproduit la figure de la Vierge telle qu'elle est représentée sur la grande médaille; on lit en exergue: *Imm. Con. Acad. Roth.* — Voy. Ballin, *Notice hist. sur l'Académie des Palinods.*

un double cercle qui encadre la figure du saint Roi, on
remarque les attributs symboliques signalés plus haut:
la *Tour*, le *Miroir*, la *Ruche*, la *Croix*, reliés ensemble
par des branches de *Palmier*, de *Lys*, de *Rose* et de
Laurier.(1).

   Il est à remarquer, dit M. l'abbé Hurel dans son travail

---

(1) L'Académie des Sc., B. Lett. et Arts de Rouen a bien voulu
mettre à notre disposition la planche de cette grande médaille qui
est insérée dans son *Précis* de 1834, et qui est une de celles qui
ornent le travail de notre honorable confrère M. A.-G. Ballin sur
l'Académie des Palinods.

En 1543, un Puy, à l'instar de celui de l'Immaculée Conception,
fut érigé dans l'église de Saint-Patrice par la confrérie de la Passion
de N.-S. C'était une lice ouverte à tous les poètes qui devaient
prendre pour sujet la mort du Christ. Le meilleur chant royal obte-
nait la croix; la meilleure ballade, la couronne d'épines; le meilleur
rondeau, la lance; le meilleur dixain, le roseau, et ainsi de suite.
Dès 1498, cette pieuse association faisait représenter dans le cimetière de la paroisse Saint-Patrice, le Mystère de la Passion, mais avec
moins d'éclat qu'il n'avait été joué six ans auparavant au cimetière
des Jacobins. Il n'avait pas été représenté à Rouen depuis l'année
1452 (*).

C'était l'époque des mystères; on jouait, à la Pentecôte 1454, sur
le marché aux Veaux, le mystère de sainte Catherine; à Noël 1474,
le mystère de l'Incarnation sur la place du Marché-Neuf; celui de la

(*) Farin, *Hist. de Rouen*, t. II (1668), p. 59-68 et 297-299. — Licquet,
Rouen, Précis de son hist., etc. 1831, p. 86. — E.-H. Langlois, *Essai sur la
peinture sur verre*; 1832, p. 57 et suiv.

sur *la Vierge* et *les Palinods*, que, pendant tout le moyen-âge, mais surtout aux xv⁰, xvi⁰ et xvii⁰ siècles, on s'est plu à comparer la Vierge á un beau jardin, à la rose, au lys, au platane, au cèdre, à la plus riche végétation, etc., comparaison empruntée au chap. iv du Cantique des Cantiques (1).

Passion était représenté de nouveau, à Rouen, dans le couvent des Dominicains, en 1520, et celui d'Abraham et d'Isaac, cette même année (*).

Parmi les nombreuses confréries instituées à Rouen dans le moyen-âge, on distingue la *confrérie de Notre-Dame*, autorisée dès 1329. Cette confrérie, qu'on a parfois confondu avec la confrérie de l'Immaculée Conception, s'est perpétuée durant plusieurs siècles, et comptait parmi ses membres les plus riches marchands de la ville. Elle se réunissait à la cathédrale, dans la chapelle de la Vierge ; ce fut pour décorer le contre-table de cette chapelle, qu'elle commanda, en 1644, à Philippe de Champagne une *Nativité* pour le prix de 650 livres. Dans les processions des Rogations, cette confrérie accompagnait la châsse de Notre-Dame, son chapelain portait sur le bras une image en argent doré de la Sainte-Vierge, et elle était précédée de plusieurs musiciens et de la représentation d'un serpent placé sous les pieds d'une figure de la Vierge (**).

(1) La Vierge et les Palinods du moyen-âge; *Annales archéologiques*, 1861 et 1862.

(*) De la Rue (l'abbé), *Essais sur les Bardes*, etc., t. I, p. 166. Le *Mystère de l'Incarnation* est imprimé en un vol. pet. in-fol. goth. s. d.

(**) Pommeraye, *Hist. de la Cathédrale*; Rouen, 1686, p. 685. — Ch. de Beaurepaire, *Notes historiques sur le Musée de Peinture de la ville de Rouen*; 1854, p. 24.

Les auteurs qui se sont disputés les palmes palinodiques appartiennent, pour la plupart, à la Normandie. On trouve parmi eux les noms de :

Tasserie, couronné.	7 fois	1490-1520	Corneille (Thomas). (1)	1 fois	1641
Parmentier (Jean).	3	1517-1528	Desmarets.	10	1644-1664
Le Lieur (Jacques)...	2	1518-1522	Mauduit (Michel)....	2	1644-1669
Marot (Jean)...	1	1521	Fontenelle.	2	1670-1671
Sagon (François)....	4	1531-1535	Sacquespée (Adrien).	7	1671-1682
Miffant (Jacq.)...	1	1544	Cideville (Le Cornier de)	1	1709
Rouxel (Jean).	1	1573	Richer (Henri)......	1	1716
Grisel (Jean)...	18	1603-1615	Duparc (Jacques)...	1	1720
Béhourt (Louis)...	1	1614	Sàas (l'abbé).	1	1725
Auvray (Guill.)...	6	1619-1638	Malfilâtre (Louis de).	4	1755-1758
Ferrand (David)...	1	1622	Guiot (l'abbé)...	13	1758-1781
Du Petit Val (David).	9	1624-1638	Boisguilbert (de)...	1	1769
Halley (Antoine)...	8	1625-1649	Duruflé.	3	1769-1772
Corneille (Antoine)...	5	1636-1639	Cotton des Houssayes.	6	1769-1774

Les étrangers n'ont point dédaigné ces récompenses annuelles et quelques femmes même y ont participé : Jacqueline Pascal [sœur de Blaise] (2), Mlles Canu, Coulon et

(1) Pierre Corneille composa, en 1633, une pièce en vers de six stances sur l'Immaculée Conception, qu'il destinait au Palinod de Rouen. Cette pièce est rapportée par M. Ed. Fournier dans *Corneille à la butte Saint-Roch*, p. VII, mais rien n'indique qu'elle fût couronnée ainsi que le furent plus tard les pièces présentées au Pálinod par ses deux frères Antoine et Thomas.

(2) Jacqueline Pascal avait à peine quinze ans, lorsqu'en décembre 1640 elle obtint pour premier prix de la stance, la *Tour*. Elle était

d'Argences, dans le xviiᵉ siècle; et dans le xviiᵉ; Mᵐᵉˢ de Laurencin, de Conrcy, du Boccage et de l'Etoile. Ces deux dernières appartiennent à la ville de Rouen.

On a conservé soit manuscrit, soit imprimé, les pièces couronnées, et quoiqu'on ait fait beaucoup de pertes à cet égard pendant les troubles du xviᵉ siècle et pendant ceux de la Révolution française, on possède néanmoins la plus grande partie de ces anciennes compositions. Avant qu'il existât une publication périodique, pour ainsi dire annuelle, on affichait dans les principales villes de la province ce qui devait se traiter au Puy de la Conception et ce qui s'était passé à sa dernière séance publique. On se contenta depuis d'un placard sur lequel on lisait le nom du prince qui donnait le prix, celui des auteurs qui les avaient remportés précédemment, puis, sur deux colonnes,

absente lorsqu'on prononça son nom : mais un ami de sa famille était là qui se leva pour remercier l'auguste assemblée au nom de la jeune Jacqueline. Cet ami des Pascal était le grand Corneille. Les stances sur la Conception de la Vierge, de Mˡˡᵉ Pascal, et le remerclment de P. Corneille, remerclment fait en vers, ont été publiés par M. Vor Cousin, d'après les Mémoires inédits de Marguerite Périer, nièce de Blaise Pascal. *Voy.* article sur Jacqueline Pascal, *Biblioth. de l'Ecole des Chartes*, t. v (1843-44), p. 328-331. Antoine Corneille qui était alors sous-prieur au prieuré du Mont-aux-Malades, voulut aussi, de son côté, célébror la victoire de Jacqueline, par des strophes que nous trouvons dans le *Recveil des Œuvres qvi ont remporté les prix svr le Pvy de l'Immacvlée Conception de la Vierge*, en 1641, p. 24-26.

une invitation aux poètes, en vers latins et en vers français, à observer certaines règles dans le choix, la composition, la forme et l'envoi des pièces appelées à concourir. A ce moyen, longtemps usité, on substitua en dernier lieu la voie des journaux qui commençaient à se répandre dans le royaume (1).

Pour soutenir plus solidement les bases de cette académie, les associés, sous la principauté de Guillaume d'Autigny, prieur de Saint-Thomas-le-Martyr, au Mont-aux-Malades et chanoine de la cathédrale (2), secondés par Georges d'Amboise, deuxième du nom, en demandèrent la confirmation au Souverain Pontife. Ces associés étaient au nombre de 72, nombre fixé en souvenir des 72 disciples de Jésus-Christ et des 72 interprétateurs et traducteurs des saintes écritures.

En 1520, le pape Léon X leur accorda cette demande par une bulle donnée à Rome le 9 avril de la même année. Indépendamment d'indulgences, de priviléges et de concessions, le Pape accordait à l'Académie de la Conception la confirmation et l'approbation de ses statuts, et, ce qui fut considéré comme une insigne faveur, la prééminence sur toutes les autres associations de la province.

(1) L'abbé Guiot, Notice précitée. — En 1784, on ne comptait à Paris que 24 journaux et revues, et que 28 dans les diverses provinces.

(2) L'abbé Langlois, *Hist. du Prieuré du Mont-aux-Malades*, p. 282.

« « Nostre saint pere le pape, » ainsi que le rapporte
l'opuscule que nous réimprimons (feuillet 14, verso),
« consyderant lhonnestete et singularite de ladicte confra-
« ternite voulant icelle decorer de beaux priuileges. A
« declare quil·veult entend et ordonne de lauctorite que
« dessus icelle confraternite comme la plus noble estre
« auancee, exaltee et preferee a toutes les autres confrater-
« nitez de ladicte ville et cite de Rouen, et mesmes de toute
« la prouince de normendie. Et que tant en lhonneurs que
« autres dignitez et preeminence quelzconques. Icelle con-
« fraternite precedera et preferera et tiendra le plus honno-
« rable et principal lieu au deuant de toutes les autres con-
« fraternitez de toute ladicte prouince sans que y puisse
« estre donne, par quelque personne que ce soit, aucun
« destourbier ou empeschement. »

Autorisée et confirmée par ce chef suprême, l'Académie
des Palinods était des plus florissantes lorsque des guerres
étrangères et les dissensions religieuses du xvi⁰ siècle
vinrent arrêter le cours de sa prospérité. Au milieu des
calamités publiques, elle perdit la majeure partie de ses
archives et titres originaux : bulles, chartes, statuts, priviléges, etc. Le goût des concours littéraires s'affaiblit, et
la société paraissait devoir s'éteindre, lorsque Claude Groulart, le docte et sévère premier président du Parlement de
Normandie la rétablit par ses libéralités et sa haute protection. Reçu membre en 1595, il fut élu prince l'année sui-

vante. L'Académie à laquelle s'associèrent toujours les noms les plus illustres de la Normandie : Henri Dambray, Claude Groulart de Torcy, François II de Harlay, Nicolas Langlois, sʳ de Motteville; Nicolas Le Roux, sʳ du Bourg-theroulde; Hercule de Rohan, duc de Montbazon; Léon d'Albert, duc de Luxembourg; Alexandre de Faucon de Ris, Henri d'Orléans, duc de Longueville; François d'Harcourt, marquis de Beuvron; Pierre de Becdelièvre; Le Camus de Pontcarré, Le Roux d'Esneval, d'Albert de Luynes, Hue de Miromesnil, etc., etc., noms illustres dans l'Eglise, la magistrature, l'armée, la noblesse, continua de se réunir aux Carmes, jusqu'en 1789, année où elle cessa d'exister(1). C'est aux Carmes que fut conservé tout ce qui concernait l'Académie de l'Immaculée Conception : chartes, fondations, recueils manuscrits et imprimés, avec une grande partie des armoiries des Princes. Ces armoiries, dit l'abbé Guiot, l'historien des Palinods, étaient rangées dans le chœur et la nef de l'église; celles qu'on voyait tour à tour à la porte du chœur appartenaient au dernier seigneur qui avait géré la *principauté* de l'Académie, et elles y restaient attachées jusqu'à ce qu'il eût un successeur. Lorsque l'empereur Joseph II, se rendant au Havre, passa par Rouen en juin

(1) A l'époque de sa dissolution, l'Académie des Palinods se composait de 8 *princes*, (y compris le 1ᵉʳ président Camus de Pontcarré, *prince* en exercice) et de 24 membres résidants et vétérans. V. Guiot, *Les trois Siècles palinodiques*, ms.

1777, cette suite d'armoiries excita vivement.sa curiosité.

La perte que nous avons déjà signalée, des titres originaux des statuts et de l'érection de l'Académie des Palinods, avait obligé les associés à présenter une requête au Parlement de Rouen, en 1597, au moment où Claude Groulart lui donna une nouvelle impulsion. Par cette requête, ils exposaient à la Cour « que les originaux des « bulles, chartres, statuts, tiltres, etc., de la fondation et « authorisation de la confrairie, étant perdus, il ne restoit « plus qu'un petit livre, imprimé en vieil et ancien carac- « tère trouvé en la bibliothèque de feu M. Pierre Monfault, « conseiller du Roy et président au Parlement de Norman- « die, prince de ladite Confrairie (1)..... » Ils suppliaient la Cour de leur permettre de faire réimprimer ce livre et ordonner que les princes et associés eussent à jouir des pri- viléges accordés par la Bulle de Léon X.

Un arrêt du Parlement, en date du 18 janvier 1597, et dont nous rapportons les termes, fit droit à leur demande : « Vue par la Cour ladicte Requeste, ledit livre imprimé, « responce et consentement des grands vicaires de l'arche- « vêque de Rouen, ausquels par ordónnance de ladite Cour, « ladite Requeste a esté communiquée, avec la conclusion « du procureur du Roy, tout considéré, LADITE COUR a « permis, et permet ausdicts princes et confrères, de faire

(1) *Le Puy de la Conception de Nostre Dame ;* (1615), in-8, p. 34 et 125.

« imprimer ledit livre, intitulé : *Approbacion et confirmacion*
« *apostolique de la confrairie, associacion et statutz de la*
« *noble et devote confraternite de la conception Nostre Dame,*
« pour leur valoir et servir au lieu de l'original de la Bulle de
« ladite approbation et fondation, jouir et user des priviléges
« y contenus, comme ils ont cy-devant fait et eussent pu
« faire en vertu dudit original (1). »

Moins empressée que ne le fut le Parlement à répondre
à sa demande, l'Académie différa de jouir de l'autorisation
qui lui était accordée et ne réimprima ses titres que dans
les premières années du XVII° siècle, sous l'archiépiscopat
du cardinal François I°r, duc de Joyeuse, après une révision
des statuts et des règles prescrites pour les compositions
palinodiques et la nature des prix. Cette même demande
nous conduit à constater que le *petit livre imprimé en vieux*
caractères, dont on ne signalait en 1597 qu'un seul exemplaire, est celui que la *Société des Bibliophiles normands*
publie en ce moment d'après l'exemplaire de notre Bibliothèque particulière, comme étant l'un des plus curieux et
des plus rares volumes normands. Cet exemplaire, toutefois, n'est pas unique, puisqu'il s'en trouve un second
dans la Bibliothèque de l'Académie des Sciences, Belles-
Lettres et Arts de Rouen, provenant de la vente de
Th. Licquet, en 1833, et un troisième, entre les mains de

(1) *Le Pvy de la Conception de Nostre Dame ;* in-8, p. 125-127.

M: Mancel, ancien libraire à Caen, acquis par lui, en
1829, à la vente Riaux.

Ce rarissime volume est un petit in-8 de 26 feuillets de 37
lignes à la page, imprimé en gothique serrée, œil moyen,
corps gras, sans date, sans nom et sans marque d'imprimeur.
Au verso du 1er feuillet se trouve une gravure sur bois dont
le sujet est la rencontre, sous les murs de Jérusalem, à la
Porte-Dorée, de Joachim et d'Anne, le père et la mère de la
Vierge, planche au bas de laquelle on lit : *La cōception
nostre dame.* Cette même planche se retrouve au verso du
dernier feuillet. Sans prétendre à une reproduction irrépro-
chable, la Société a tenu à honneur de copier l'original
aussi exactement que possible, et l'un de ses membres,
M. Louis de Merval, avec le zèle et le talent dont il a déjà
donné des preuves nombreuses, a reproduit en fac-simile, au
moyen d'un nouveau procédé très ingénieux, la grande
planche et les lettres grises qui figurent dans le volume.
Le texte original n'a subi aucune altération sensible, si ce
n'est pourtant que les abréviations assez nombreuses qui
existent, particulièrement dans le texte latin, ont été
remplacées par les lettres et syllabes dont elles oc-
cupaient la place. Pour cette partie typographique du
travail nous nous sommes aidé de la réimpression des
pièces latines insérées dans le volume publié en 1615, sous
le titre de : *Le Pvy de la Conception de Nostre Dame.* Nous
avons le regret de ne pouvoir former que des conjectures

3

sur la date précise de l'édition princeps et sur le nom de
l'imprimeur : ce dont nous sommes convaincus, c'est que
cette édition sort des presses rouennaises, si florissantes au
commencement du xvi⁰ siècle, et que c'est dans le premier
quart de ce siècle qu'elle a été imprimée, c'est-à-dire vers
le temps où la Bulle papale fut donnée à Rome et promul-
guée dans la ville de Rouen.

L'histoire d'une Compagnie formée par la piété la plus
fervente, à laquelle se sont associés d'illustres talents, et
que l'autorité religieuse et civile a protégée sans interruption durant l'espace de sept siècles, ne peut manquer de
présenter un intérêt puissant. Les éléments de cette histoire
sont nombreux ; des travaux très estimables existent déjà :
cependant, comme le disait il y a quelques années le savant
doyen de la Faculté des Lettres de Caen, un bon livre sur
les Palinods manque encore à notre littérature. En attendant que cette publication si vivement désirée soit mise au
jour, et pour suppléer à l'insuffisance de la Notice que nous
présentons aujourd'hui à nos confrères de la Société des
Bibliophiles, nous avons ajouté à notre travail, sous forme
d'appendice, quelques notes bibliographiques destinées à
mettre sur la voie de documents à consulter, non-seule-
ment sur les Palinods de Rouen, mais aussi sur ceux de
Dieppe et de Caen, qui furent institués vers la même époque
et sur les mêmes bases.

BIBLIOGRAPHIE DES PALINODS.

PALINOD DE ROUEN.

MANUSCRITS.

BIBLIOTHÈQUE DE LA VILLE :
RECUEIL de poésies des Palinods, 1516; in-f. de 188 ff. XVIᵉ sc.
— dito, 1544; in-f. de 204 ff., XVIᵉ sc.
A la fin de ce ms. se trouve une pièce à laquelle on a donné la forme dramatique et le titre suiv. : *Moral qui fut joué en la feste de la Conception audit Rouen, présence dudit prince et notable assistence audit an 1544, où sont introduitz dix personnaiges, c'est assavoir : Sapience divine, Ignorance, la Vierge et les sept arts libéraux.*
— dito, XVIᵉ sc ; petit in-8 sur vél., 74 ff.
Ms. orné de miniatures et de bordures à chaque page dans lesquelles on remarque de petites fig. et parfois des allégories fort originales. Il a été fait pour Jacques Le Lieur, échevin de la ville de Rouen, poète et prince du Puy de l'Immac. Conception en 1544. — *Voy* de Jolimont, *Notice hist. sur la vie et les œuv. de J. Le Lieur*; Moulins 1847, in-8, fig.
REGISTRE de cotisation pour la confrérie de la Conception de la Vierge, 1548-1637 ; in-f. de 99 ff., dont 44 non écrits.

Ms. offrant un grand nombre de signatures autographes et quelq. armoiries de personnages distingués.
CHANTS royaux sur l'Immaculée Conception de la Ste-Vierge, couronnés ou présentés au Puy des Palinods de Rouen, depuis 1519 jusqu'à 1528, d'après le ms. de la Bibl. Impᵉ nᵉ 7584; pᵗ in-f. vél.
On trouve à la suite : trois Chants royaux ext. du supplément au 1ᵉʳ ms. de la Cathédrale de Rouen sur le Puy de la Conception. Les 2 premiers chants sont de 1514 et le 3ᵉ de 1515. Ce dern. signé Pierre Le Lieur, curieux par sa forme dramatique, établit un dialogue entre la *Raison* et *Satan*.
RECUEIL de poésies des Palinods; in-4, commencement du XVIᵉ sc.
GUIOT (l'abbé). Les Trois Siècles palinodiques, ou Histoire générale des Palinods de Rouen, de Dieppe, etc.; in-f. de 557 p. (vers 1792).
Copie faite par les soins de M. Méritte-Longchamp. L'original se trouve dans la Bibl. de Caen. A la suite d'un Précis hist. sur le Palinod de Rouen, (précis imprimé dans la *France littéraire*, t. IV, 1781), le ms. de l'abbé Guiot présente une série de notices biographiques sur les lauréats, les princes (ou prési-

dents), les juges et membres de cette académie, de 1486 à 1788.

GUIOT. Histoire de l'Acad. de l'Immaculée Conception de la Ste-Vierge, fondée à Rouen. Liv. VI et dernier, 1701-1789; in-f. de 196 ff. — Destiné à faire suite à 2 autres vol. que possède la Biblioth. de Caen.

— Eloge histor. de Louis Bretel, archev. d'Aix et prince de l'Acad. de l'Immaculée Conception à Rouen, en 1622; in-f. de 57 ff., fin du XVIIIe sc.

Guiot (Joseph-André), chanoine régulier de l'abbaye royale de St-Victor, à Paris, poète, lauréat, jugé, vétéran, secrétaire et historiographe du Palinod de Rouen, etc., né dans cette ville le 31 janv. 1739, est mort curé du Bourg-la-Reine, près Paris, le 21 sept. 1807.

BIBLIOTHÈQUE DE L'ACADÉMIE DE ROUEN.

ŒUVRES poétiques tant françoises que latins qui ont emporté les prix au Puy de l'Immaculée et, très sainte Conception de la Vierge Marie, fondé à Rouen, 1612-1764; 4 vol. in-f.

ARCHIVES DÉPARTEMENTALES.

PALINOD, ou Académie de l'Immaculée Conception, à Rouen. D. 546 (Liasse). 7 pièces sur papier et 2 sur parchemin, 1595-1784; Inventaire des contrats et pièces concernant les biens, revenus et fondations de la confrérie de la Vierge. *Inventaire des archives départ. de la S.-Inf.*, antérieures à 1790, rédigé par *Ch. de Robillard de Beaurepaire*, t. Ier; Paris, P. Dupont, 1864, in-4°, série D, p. 119 et 120.

PARIS.

PIÈCES couronnées au Palinod de Rouen; de 1519 à 1528; ms. dit du Roi. Bibl. Imp.

— dito, de 1536 à 1537; in-f. avec miniatures. Bibl. Imp.

SAINT-PÉTERSBOURG.

CHANTS royaux, rondeaux, ballades en l'honneur de la Vierge; pt in-4 de 109 ff. vélin. Bibl. Imp. Ce précieux ms. du XVIe sc. faisait partie de la collection Coislin et en porte encore l'ancien n° 2239. Il a été apporté en Russie avec tant d'autres par le jeune diplomate russe Dubrowski, qui s'était fait, à l'époque de la Révolution française, une si riche collection avec tous ces manuscrits, ces curieux volumes d'autographes dispersés çà et là à la suite du pillage de la Bastille et de l'incendie de l'abbaye de Saint-Germain-des-Prés. Il a passé de la bibliothèque de l'*Hermitage* dans la bibliothèque Impériale. Le frontispice de ce splendide volume est richement ornementé : il représente un portique au centre duquel est la Vierge debout sur un piédestal. Sa longue robe blanche aux plis flottants se détache sur un fond d'azur. A sa droite une sorte de rameau mystique; à sa gauche saint Paul, saint Augustin, et l'Eglise sous la forme d'une femme. Au bas du portique, des anges se jouant dans un ciel étoilé. Chaque rondeau commence par une lettre ornée.

Note dont nous devons la précieuse communication à notre honorable et savant confrère M. le comte H. de la Ferrière.

IMPRIMÉS.

FABRE ou Lefebvre (Pierre). Le défensoire de la Conceptiõ de la glorieuse Vierge Marie, etc; *Rouen, Martin Morin,* 1514, pt in-4 goth. de 87 ff. numérotés, plus 5 ff. (non chiffrés) table et privilége.

Le titre commence ainsi : Ensuyt vng petit traicte dialogue fait en lhoneur de Dieu et de sa mere nõmo le defësore de la conception.... (*Voy.* notre Manuel.)

THUILLIER (Guill.). Gviliel. Laterani Vernonii, de istitutiõe cõceptiõis Mariane et normanorũ laudibus oratio necnon neustriorum cronicorũ abbreuiatio... 1518; *Parisiis , apud Joannẽ Marnefium vulgo de Marnef,* in-4 de 16 ff.

APPROBACIÕ et confirmaciõ apostoliqué de la cõfrarie associaciõ... de la cõceptiõ Nostre dame...; s. d. (vers 1520), pt in-8. goth. de 26 ff.

Ce volume est celui-là même que la Soc. des Bibliophiles norm. vient de rééditer.

TASSERIE (Guill). Le Triumphe des normans, traictant de la immaculee conception Nostre dame; *Rouen,* s. d. (vers 1520), in-8 goth.

Mystère représenté en 1499, à la distribution des prix de l'Académie des Palinods.

PALINODZ, chantz royaulz, ballades, rõdeaulx, et epigrammes, a lhonneur de limmaculee conception... presentez au Puy a Roué, composez par scientifiques personnaiges...; *Paris:. (Pierre Vidoue).* s. d. (vers 1530), 2 part. cn 1 vol., pt in-8 de 100 ff.

SAGON (François). Le Triumphe de grace et de prerogative d'innocence originelle, sur la conception et trespas de la Vierge eslue mere de Dieu; *Paris, Jehan André,* 1544, pt. in-8, de 51 ff., non pag.

L'ouvrage commence au IIIe f. (Aiii), avec le titre suiv.: *Recueil moral d'aucuns chantz royaulz, balades et rondeaux de Sagon, presentez et premiez a Rouen, a Dieppe et a Caen par luy adresse a venerable religieux Domp Richard Ango, prieur de Beaumõt en Auge, son oncle.*

TAILLEPIED. Recveil des antiqvitez et singvlaritez de la ville de Roven; *Roven, Martin Le Mesgissier,* 1588, in-8, p. 157-166.

ROUEN (JEAN DE). Puteus Rotomagensis pro immaculata Virginis conceptione, cujus Putei, hoc anno 1612, princeps priorque est Marinus Pignius ecclesiæ Rothom. archidiaconus et cano-

-nicus; *Parisiis, Jacquinus,* 1612, in-4. ....

LE PVY, de la Conception de Nostre Dame, fondé au couuent des Carmes, à Rouen; s. d. (1615), pt in-8 de 175 p. avec titre gravé. Une image de la Vierge immaculée, environnée de ses emblèmes, se voit au verso du dern. f. Ce volume fût publié dans la prem. moitié de l'année 1615, par Alphonse de Bretteville, conseiller et aumônier ordin. du Roi, chanoine et chancelier en l'église Cathédrale de Rouen, etc. *Voy.* Ballin, *Acad. des Palinods,* p. 22, 40 et 69.

BOCAGE (Adrien.) Œvvres poetiqves svr le subiet de la conception de la très saincte Vierge...; *Rouen, Robert Feron,* 1615, pt in-12 de 142 p., plus 1 ft. approb. et privil.

PIÈCES de poésies couronnées par l'Académie de l'Immaculée Conception de la Vierge, à Rouen, années 1611 à 1781; environ 100 brochures et vol. in-8.

Pièces imp., par Vaultier, Michel, Du Souillet, David, du Petit Val; Thomas, Antoine et Laurens, Maurry; Laurent, J.-Bapt. et Et.-Vincent Machuel; P. Viret, P. Herault, Oursel, Vaultier, Ph.-P. Cabut, Laurent Dumesnil, Vve Jean Oursel, J.-Jos. Le Boullenger et Le Boucher le jeune. Les dernières années sont parfois précédées d'une préface historique sur l'origine et les progrès de l'Acad. de l'Immac. Conception (*Voy.* pour le détail des pièces

que nous avons eués sous les yeux le *Man. du Bibliog. norm.,* t. II, p. 379 et suiv.)

AUVRAY (Jean). Les poëmes du sieur Auvray, præmiez au Puy de la Conception, année 1621, avec les grâces de l'auteur à la Vierge; *Rouen, David Ferrand,* 1622, in-8.

FERRAND (David). Inventaire général de la Muse normande; *Roven,* 1655, in-8, passim.

FARIN. Hist. de la ville de Roven; *Rouen, Jacq. Heravlt,* 1668, t. II, p. 59-68 et 297-299.

ST-ANSELME. Miraculum de Conceptione Sanctæ Mariæ, Opera, p. 507; *Lutetiæ-Paris.,* 1721, in-f.

LETTRE critique d'un avocat contre les juges du Palinod; 1714, in-4.

Par Dom Etienne Hideux, bénédictin du monastère de St Ouen.

LETTRE de M. Dumónchau; Douai, 30 déc. 1762; *Mercure de France,* fév. 1763, p. 94-96.

LA FRANCE littéraire (par les abbés d'Hébrail et De la Porte, et continuée par l'abbé Guiot); *Paris;* 1769-84, 4 v. pt in-8.

Dans le t. IV, publié par l'abbé Guiot, on trouve une notice sur l'Acad. de l'Immaculée Conception, p. 117-126, qui est mot à mot la reproduction de celle qui est placée en tête des *Trois Siècles Palinodiques* de ce savant abbé.

BOISVILLE (J.-F.-Martin de). Précis de l'Hist. de l'Acad. des Palinods

- de Rouen, sujet des discours d'ouverture de cette Société pour les années 1786, 87 et 88.

M. de Boisville fut le dern. secrétaire de l'Acad. des Palinods.

MILLIN. Antiq. nationales, t. III, (1791), n° XXXI, p. 12-14.

NOEL. Deuxième Essai sur le dép* de la S.-Inf.; *Rouen*, 1795, in-8, p. 247, 248.

LANGLOIS (E.-H.). Essai hist. et descript. sur la peinture sur verre; *Rouen, Ed. Frère* (imp. F. Baudry), 1832, in-8, fig. Renferme, p. 57-62, une description du *Puy de la Passion*, avec un tableau du Puy qui avait lieu en l'église St-Patrice.

—La Feste aux Normands; *Rouen, N. Periaux*, 1833, g^d in-8 de 14 p. avec 2 pl. représentant d'anciens vitraux de l'Eglise St-Jean.

BALLIN (A.-G.) Notice historique sur l'Académie des Palinods; *Rouen, N. Periaux*, 1834-44, 5 part., in-8, fig., formant ensemble 152 p. Ce travail, rempli de recherches curieuses, et présentant de nombreux documents sur l'Hist. de cette ancienne association religieuse et littéraire, est extrait des Mémoires de l'Acad. de Rouen.

TOULMON (Bottée de). Des Puys de Palinods en général, et des Puys de Musique en particulier; *Revue Française*, t. VII, 1838, p. 102-113. Mémoire traitant principalement du Puy de musique érigé à Evreux en l'honneur de *Madame Ste-Cécile*.

WACE. L'établissement de la fête de la Conception Notre-Dame, dite la fête aux Normands; publié pour la prem. fois d'après les mss. de la Bibl. du Roi par G. Mancel et G. S. Trébutien; *Caen, B. Mancel*, 1842, in-8 de LXX et 231 p. (imp. de Pagny). Les savants éditeurs ont ajouté au poëme de Wace, à titre d'appendice, plusieurs pièces qui concernent le miracle de l'Immaculée Conception.

1. Miraculum de Conceptione Sanctæ-Mariæ; S^t. Anselmi opera studio De Gerberon; *Lut. Paris.*, 1721, in-f., p. 507.

2. Fragment d'un poëme anglais du XIVe sc., qui est la traduction de la partie du poëme de Wace relative à l'ambassade d'Helsin, fragment ext. du *Cursor mundi*.

3. Evangelium de Nativitate S. Mariæ.

4. Protevangelium sive de Natalibus Jesu Christi et ipsius Matris Virginis Mariæ sermo historicus divi Jacobi Minoris.

5. Sancti Melitonis episcopi Sardensis de transitu Virginis Mariæ liber.

6. Fragments du Mystère de la Conception, Nativité, Mariage et Annonciation de la benoiste Vierge Marie, par Jean Michel; XVIe sc.

BAUDRY (Paul). La Fête de l'Immaculée Conception de la Sainte-Vierge, ou la fête aux Normands; *Rouen, Péron*, 1848, g. in-8. de 31 p. Ext. de la *Revue de Rouen*, 1848.

HOMBERG. Discours d'ouverture de la séance publique du 16 août 1849; *Acad. de Rouen*, 1849. p. 1-15.

OUIN-LACROIX. Hist. des anciennes corporations d'arts et métiers; *Rouen, Imp. Lecointe frères*, 1850, g. in-8, fig, p. 458-465.

LANGLOIS (l'abbé). Hist. du Prieuré du Mont-aux-Malades-lès-Rouen; *Rouen, Fleury*, 1851, in-8, p. 282-287. (*Imp. Péron*).

DE LA QUÉRIÈRE. Notice sur l'ancienne église paroissiale de St-Jean de Rouen; *Rouen, Le Brument*, 1860, gr. in-8. p. 12-15 et 56, 57, avec 2 planch. de vitraux coloriés. (*Imp. D. Brière*). Ces planches sont les mêmes que celles qui se trouvent dans le mém. de E-H. Langlois, intitulé: *La Feste aux Normands*.

HUREL (l'abbé). La Vierge et les Palinods du moyen-âge; *Annales archéolog.* t. XXI (1861), p. 345-357, avec 2 pl. T. XXII (1862); p. 27-38, avec une pl.; p. 97-111, avec une pl.; p. 532-545, avec une pl. (4 articles).

NOTRE-DAME de France, ou Histoire du culte de la Ste-Vierge en France, depuis l'origine du Christianisme jusqu'à nos jours, 5ᵉ vol. comprenant l'Histoire du culte de la Ste-Vierge dans les provinces ecclésiastiques de Rouen, Reims et Sens; par le curé de St-Sulpice (M. l'abbé Hamon); *Paris. H. Plon*, 1865, in-8 de VI et 600 p. La province ecclésiastique de Rouen, est formée des diocèses de Rouen, de Coutances, de Séez, d'Evreux et de Bayeux. Les six premières pages du vol. sont consacrées *au Palinod de Rouen*. Voy. aussi : Guilbert, *Mém. biographiq. et littér.* de la S.-Inf.; — Lebreton, *Biog. Norm.* — Ed. Frère, *Man. du Bib. Norm.*, et les biographies mss du P. Martin (Bibl. de Caen), de l'abbé Guiot (Bibl. de Caen et de Rouen), et du cordonnier Adrien Pasquier (Bibl. de Rouen).

PALINOD DE DIEPPE.

PARMENTIER (Jean). Moralite tres excellente a lhonneur de la glorieuse Assumption Nostre-Dame a dix personnages... Composee par Jean Parmentier bourgeois de la ville de Dieppe... Et jouee audit lieu ce jour du Puy de ladicte Assumption. Lan de grace mil cinq cens vingt et sept; *Paris*, 1531, 12 ff., pt in-4 goth. Pièce publiée par Pierre Grignon, ami de Parmentier et son compagnon de voyage; elle est comprise dans : *Description nouvelle des Merveilles de ce mõde...* du même auteur. *La Moralite tres excellente*, etc., a été réimp. en 1839; *Paris*, Silvestre, in-16.

SAGON (Fr.). Le Triumphe de Grace...; 1544. Voy. Palinods de Rouen.

DOUBLET. Elégies de Jean Dovblet Dieppoys; *Paris, Ch. Langelier*, 1559, in-4 de 56 ff., dont un porte seulement la marque de Langelier.

TAILLEPIED. Recveil des antiqvitez...; *Rouen*, 1588, p. 174-177.

DESMARQUETS. Mém. chronolog. pour servir à l'hist. de Dieppe, t. 1er; *Paris*, 1785, in-12, p. 68-85.

Le Puy ou Palinod de Dieppe, institué vers 1443, avait été établi en l'honneur de l'Assomption de la Vierge; il se tenait à la mi-août, et subsista jusqu'en 1694, époque du bombardement de Dieppe où tout le matériel nécessaire à la cérémonie fut incendié.

NOEL. Premier Essai sur le dépt. de la S.-Inf.; *Rouen*, 1795, in-8, p. 121-126.

BALLIN. Suite à la Notice hist. sur l'Acad. des Palinods; *Rouen*, 1839, p. 11-17. — Deuxième suite à cette même Notice; *Rouen*, 1844, p. 26-28.

VITET. Hist. de Dieppe; *Paris*, *Gosselin*, 1844, in-12, p. 359.

Voy. aussi : Galerie Dieppoise. Notices biog. sur les hommes célèbres ou utiles de Dieppe et de l'arrondissement, par l'abbé Cochet; *Dieppe*, 1862, in-8 de 424 p.

PALINOD DE CAEN.

SAGON (Fr.). Le Triumphe de Grace...; 1544. Voy. Palinods de Rouen.

BOURGUEVILLE (de). Les Recherches et antiqvitez de la prouince de Neustrie...; *Caen, Jean de Feure*. 1588, in-4, part. II, p. 235-238.

RECUEIL des poésies qui ont été couronnées sur le Puy de l'Immaculée Conception de la Vierge, tenu à Caen, dans les grandes Ecoles de l'Université, années 1666-1793; *Caen, imp. de Jean Cavelier, Ant. Cavelier, Jean-Claude Pyron, G. Le Roy*, formant une centaine de brochures in-8 et in-12.

Le recueil de la dernière année a pour titre : *Poésies latines et françaises qui ont obtenu des prix, ou des mentions honorables, au nouveau concours du Palinod de Caen, le 13 messidor, 2me année de la Républ. franç.* (1er juillet 1794), *avec quelques autres morceaux de poésies latines et franç. non relatifs au concours*, par le citoyen Gab.-Ant.-Nic. Audet, instituteur, chargé de professer dans la ci-devant Université de Caen, la littérature franç.; *Caen, imp. nationale, chez G. Le Roy*, 11e ann. républ., in-8 de 48 p.

HALLÆI (Ant.), regii eloquentiæ professoris... opuscula miscellanea; *Cadomi*, 1675, in-8.

EXTRAIT d'une lettre écrite de Caen, sur l'étymologie de *Puy* et *Palinod*; *Mercure*, juin 1723, p. 1286-88.

LETTRE à M. D...., Dr en méd., sur l'origine des Palinods et l'étymologie de ce mot; *Mercure*, déc. 1762, p. 116-123.

Signée Daireaux de Prébois. Cette lettre traite principalem' du Palinod de Caen.

DE LA RUE. Mémoire historique sur le Palinod de Caen; *Caen*,

A. Hardel, 1841, in-8 de 20 p. Ext. du *Bulletin de l'Instruct. publique et des Soc. savantes de l'Académie de Caen*, ann. 1840-41 et 1841-42. L'abbé De La Rue nous apprend que Bertrand Hostingue imprima à Caen, en 1536, les Palinods de cette époque aux frais des officiers de l'Université; qu'en 1613, on recueillit en un pet. in-4; imp. à Paris, diverses pièces de poésies (au nombre de 28), composées en français et en latin par Malherbe, Patris, Cauvigny, Claude, Collin, Le Fanu, Cahaignes, Troismons, Hermier, etc. Ce fut Jean Le Mercier, seigneur de S¹-Germain et avocat célèbre à Caen, qui institua dans cette ville, le 23 octobre 1527, un puy en l'honneur de la S¹ᵉ et Immaculée Conception de la Vierge. Il fut Prince du premier Palinod et l'institution subsista jusqu'en 1550. Après une interruption de sept années, elle fut rétablie par Etienne Du Val, seigneur de Mondrainville, négociant, connu par ses immenses richesses.

Indépendem¹, de Du Val de Mondrainville, on peut citer parmi les bienfaiteurs du Palinod de Caen : Pierre Le Marchand, seigneur du Rosel, 1607; — Jacques Le Maistre, chanoine d'Avranches et principal du collége du Bois, 1624. — Michel de S¹-Martin, 1670. — Louis Fouet, profess. ès-droits, 1739.

Le Palinod se célébrait dans l'église des Cordeliers et subsista sans interruption jusqu'en 1790.

CHARMA. Documents inédits sur les Palinods : *Revue de Rouen*, 1852, p. 413-421. Traite principalement du Palinod de Caen, en 1792 et 1793.

Voy. aussi : Notice hist. placée en tête des *Recueils annuels de poésies qui ont été couronnées au Puy de Caen*. — Note de l'abbé Guiot sur cette Société, *France littéraire*, t. IV (1784), p. 59 et 60. — *Notices biog. littér. et critiques sur les hommes du Calvados*; par Boisard; *Caen, Pagny*, 1848, in-12. Etc.

M. Eug. de Robillard de Beaurepaire, substitut du Procureur général à Bourges, membre de plusieurs soc. savantes, s'occupe depuis plusieurs années d'un travail étendu sur les Palinods; tous ceux qui étudient l'ancienne littérature française l'attendent avec impatience.

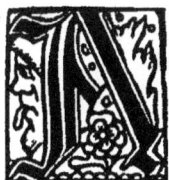

Pprobacion et

confirmacion apostolique de la
confrarie associacion et statutz
de la noble et devote confraternite de la
conception Nostre dame instituee a pre=
sent en leglise de nostre dame du carme
a Rouen auec ottroy de grans pardons
indulgences concessions et priuileges don=
nez et concedez respectiuement a perpetuite
et irreuocablement par nostre saint pere le
pape moderne Aux princes maistres con=
freres et associez/et autres biensfaicteurs/
zelateurs/augmentateurs du bien et hon=
neur de ladite confraternite. Ensemble la
teneur desditz statutz et ordonnances di=
celle confraternite.

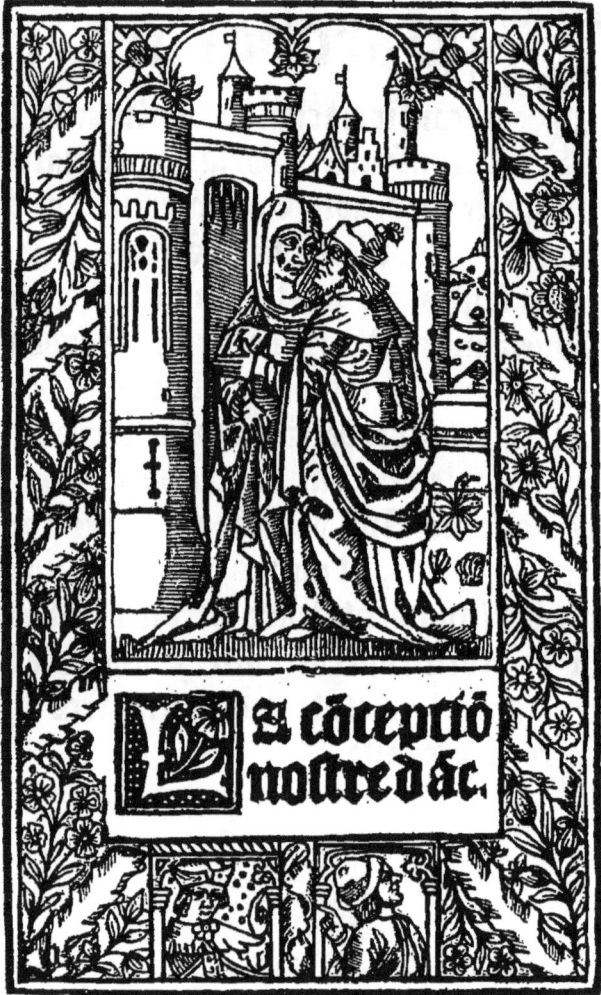

A côceptiõ
noltre dãc.

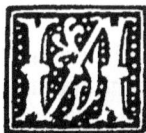

NOstre saint pere le pape moderne / leon dixiesme de ce nom vicaire de nostre seigneur en terre desirant le salut des ames meu de devocion considerant la magnitude ineffable des grans et inenarrables merites de la glorieuse et tres-sacree vierge marie et que par son moyen le filz de dieu est descendu en ce monde. Lequel par le mistere du saint esperit apres lannunciacion angelique elle a conceu et porte en son precieur ventre virginal nourry et allecte de ses sainctes mamelles donc sest ensuy la reparacion et redemption de lhumain gerre. Pour lequel comme aduocate et refuge des poures pecheurs et pour supporter leur fragilite elle fait chacun iour continuelles prieres et oraysons a sondict filz nostre saulueur et redempteur. Considerant aussy nostre saint pere le bon zele et denocion des denots chrestiens qui par cy deuant ont fonde et institue plusieurs belles et notables confraries et associacions seruices oraysons et autres deuotes fondacions et suffrages en lhonneur et reuerence dicelle tressacree vierge mere de dieu / Voullant icelles et leurs suppotz de son pouoir fauoriser et comme rayson le veult aucunement remunerer et decorer des biens suffrages et tresors de nostre mere saincte eglise donc il est dispensateur. Et speciallement et entre autres la noble et deuote confraternite associacion et puy de limmaculee conception nostre dame a present estant et seant en leglise du carme a Rouen. Tant en contemplation de ce que la feste et celebracion de ladicte conception a este premierement institue et solennisee en ce pays et duche de normendie du temps de guillaume duc de

ce dict pays. En ensuinant la reuelacion qui par miracle eui-
dent en auoit este faicte a labbe helchin. Auquel allant sur
la mer en embassade pour icelluy duc auec grande compaignie et constitue pour cause des vens et impetuosite dicelle
mer sur le point de naufraige extreme peril et danger de mort.
Et inuocant icelle vierge pour luy ayder en sa necessite.
Elle qui veritablement est dicte et appellee le vray refuge
protection et remede infallible des poures desolez et de ceulx
qui de bon cueur la veullent requerir et supplier sapparut en
luy donnant charge de par elle commander au duc guillaume
quil eust a faire festiuer et solenniser par toutes les eglises
de cedit pays ladicte conception comme lune de ses autres
festes. En mettant en signe de ce icelle vierge ledict abbe et
sa compaignie a port de salut et hors du danger et peril de la
mort autrement ineuitable. En ensuyuant lequel comman-
dement ladicte feste et conception a este de lors et tousiours
de puys reneree et solennisee en cedict pays de normendie et
eue en singuliere reuerence et deuocion plus que en autre pays
tellement que par toute autre chrestiente ladicte feste a este
danciennete et encore de present dicte et appelee la feste aux
normans. Et aussi en consideracion de la magnificence et
honnestete qui pour raison de ladicte confraternite et du puy
ordonne en icelle et de la conuencion des poetes et orateurs
et oeuures singulieres qui sont faictes chacun an iouxte quil
sera cy aprez declare tournans et redundans grandement en
lhonneur dicelle vierge et de sadicte noble conception. Et
que icelle confraternite auoit des long temps este erigee et
commencee par defunct noble et discrete personne. Maistre
pierre dare en son viuant seigneur de chasteau raoul et lien-

1

tenant general du bailly de rouen et plusieurs notables personnages de cestedicte ville et cite zelateurs de lhonneur
dicelle conception pour ladicte confraternite seoir et estre
tenue en leglise saint Jehan sur renelle. Et depuys croys-
sant et augmentant le nom et deuocion desdicts citoyens este
pour certaines causes translatee iusques au bon plaisir des
princes et confreres dicelle a ladicte eglise et monastere du
carme ou elle est de present seant. Et fait par iceulx confreres en lan mil cinq cens et quinze plusieurs statuz et
ordonnances desquelz ilz auoient demande confirmacion et
approbacion a notredict saint pere. Pour lesquelles causes
luy bien informe et deuement aduerti des choses dessusdictes.
Auoit a ladicte confraternite en lapprouuant et confermant
et aux princes associez et bienfaicteurs dicelle donne et ot-
troye ses bulles et lettres de confirmacion auec plusieurs grans
pardons indulgences priuileges et concessions pour valoir a
perpetuite et irreuocablement iourte et par les articles cy
aprez declarez.

Et premierement

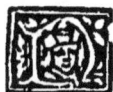

Ostredit saint pere narre en sa bulle le contenu en
iceulx statuz faitz endit an.cinq cens et quinze desquelz statuz la teneur ensuyt.

¶ Pour ce que les aucteurs hystoriographes et entre autres /
titus liuius / saluste / plutarche et valere. Lesquelz ont pru-
dentement auec grans labeurs exerce leurs entendemens a
reciter elegamment en leurs liures les gestes des hommes ver-
tueux tendans affin de persuader a tous humains de prendre
la voye de vertu en tout temps soy exercer en icelle. Sur tous
autres ont loue et exalte comme plus admirables et dignes

de louenges les faitz et gestes de la nacion roummaine. Prin-
cipallement en ce qui touchoit et concernoit leur religion et
obseruance dicelle En ensuyuant ledit de valere en son epi-
tome ou bref recueil des memorables gestes des rommains au
chapitre de seruata religione. Omnia namque post religionem
ponenda semper nostra ciuitas duxit. Etiam in quibus summe
maiestatis decus conspici voluit. Quapropter non dubitaue-
runt sacris imperia seruire. etc. Et aussi entre autres choses
dignes de memoire concernans la decoracion de leurdicte religion. Ilz instituerent en leur cite de romme quatre actes
puys ou celebritez frequentes ou solennelles quilz nommerent
ludos megalenses funebres plebeios et apollinares celebrez
en theatre ou spectacle public tant par les senateurs et autres
magistratz que par le vulgaire affin de honnourer les dieux
par tous moyens a eulx possibles et inciter les ieunes esperitz
aux lettres et autres oeuures de vertu. Lesquelz ieur nommez
megalenses entre les autres solennellement celebrez furent
instituez par Junius brutus premier consul de romme a
lhonneur et gloire de la mere des dieux a estre tenuz et exercez
deuant le temple quil auoit fait construire et dedier au ca-
pitolle. Estimant quil nestoit moyen plus conuenable pour
auoir les dieux propices que de reuerer et honorer leur mere.
Et iacoit que icelle religion deust mieulx estre dicte supersticion pour ce que lesdicts honneurs et sacrifices estoient faitz
et exhibez aux damnez esperitz et non au vray dieu omnipotent.
Auquel seul se doit toute vraye religion referer. Ce nean-
moins il ne repugne en riens en nostre loy de croire que dieu
ait permis iceulx payens tant affectueusement et denotement
obseruer leur religion ou supersticion affin de plus viuement

et par exemples exhorter et inciter les obseruateurs de sa
foy de le adorer en toute deuote affection et de confuter les
transgresseurs dicelle. Et aussi saint augustin docteur tres
venerable de ce non ignorant ua fait doubte de reuoluer les
liures de platon et de la philozophie dicelluy recueillir excerper
et transferer en la philozophie chrestienne et diuine ce quil a
trouue auoir este bien dit. Nam ut ipse testatur. Si aliquando
vera dixerunt ethnici sunt ab eis tanquam ab iniustis pos-
sessoribus extorquenda et in usus nostros vendicanda. A
lexemple et consideracion dicelles choses les bons cytoyens de
ceste cite de rouen emulateurs de la deuocion rommaine et
zelateurs de lhonneur diuin congnoissans que si les ethniques
et supersticieux rommains ont tant trauaille et prins plaisir
a lobseruance de leurdicte religion et a faire honneur a leurs
faulx dieux de nulle puissance et a la mere diceulx / les obseruateurs du saint nom chrestien qui par vraye religion ser-
uent et adorent leur vraye et seul dieu / trop mieulx et sans
comparaison doiuent soy efforcer et delecter par tous moyens
a celebrer et faire actes dignes de louenges a lhonneur et reuerence dicelluy leur dieu tout puissant createur du ciel et de
la terre et de sa tressacree et glorieuse mere. Considerans
aussi que la feste et solennite de la conception nostre dame est
communement nommee la feste aux normans a cause de la
premiere reuelacion qui leur en feust miraculeusement faicte
Et entre autres ilz ont icelle feste en singulier reuerence et
deuocion. Auoient ia de long temps et des lan mil.cccclxxxvi.
A lhonneur et gloire de dieu et de icelle tressaincte et immaculee conception de la toute belle et sacree vierge sa mere
laquelle ne pourroit iamais estre assez louee exaltee et ma-

gnifiee. Quia testante hieronimo. quicquid humanis dici
potest verbis / minus est a laude virginis Erige et institue
vng honorable puy a la deuote instance et persuasion de defunct noble homme et digne de perpetuelle memoire Maistre
pierre dare en son viuant seigneur du chasteau Raoul con-
seillier du Roy et lieutenant general commis par le roy eu
bailliage de Rouen / inuenteur et premier prince du puy. Et
depuis icelluy par chacun an celebre et continue en leglise
saint Jehan dudict Rouen iusques en lan mil.ccccc.et.xiiii.
includ. Euquel an pour ce que la deuocion du peuple a este
trouuee augmenter et que ladicte eglise de saint Jehan ne
ponoit comprendre ne contenir le grant nombre de gens af-
fluans audict puy. Et aussi en consideracion a ce que lordre
et eglise des freres du mont du carme dicelle ville sout fondez
de nostre dame. Et que ledict lieu et monastere a este trouue
tres conuenable / et pour plusieurs autres raisons. Et apres
bonne et meure deliberacion des seigneurs et notables personnaiges qui par cy denant ont este princes du puy. Cest
assauoir monseigneur Jacques deshommetz abbe de saint
vandrille. Messeigneurs Guillaume le roux seigneur du
bourgtheroulde. Jehan le lieur et Guillaume challenge cha-
noynes de Rouen. Guillaume maignard seigneur de ber-
nieres. Robert desquetot seigneur de bouille / tous conseil-
liers du Roy en sa court de parlement a rouen. Symon de
blarru commandeur de saint anthoyne dudict lieu de rouen.
Robert de villy procureur fiscal du roy en sa court de parlement Loys dare seigneur du chasteau Raoul lieutenant
general commis par le Roy en bailliage de rouen. Robert le
goupil cure de villiers. Jehan doregistre seigneur de fonte-

nelles et greffier criminel de ladicte court. Iehan le marinel
docteur en medecine. Iehan le saounier seigneur du bullin.
Iehan le roy seigneur de la haye et iehan pommeraye de
present viuans et de plusieurs notables personnages ayans
deuocion a icelle tressaincte et immaculee conception. A este
aduise et ordonne ledict puy estre transfere dudict lieu et
eglise de saint Iehan et estre desormaitz tenu et celebre en
ladicte eglise et monastere des carmes. Sans preiudice toutesfoys de la liberte desdicts princes et de leurs successeurs
de pouoir pour causes raisonnables une autre foys comme
de present changer ledict lieu silz voient que bon soit. Pour
laugmentacion du quel puy iceulx princes et autres notables
personnages ont grandement donne et eslargi de lenrs biens.
Et entre autres ledict seigneur du bourgtheroulde pour sal-
larier et premier les facteurs tant en latin que en françoys
qui obtiendront les prix en icelluy puy pour la fundacion
diceulx prix. Et aussi de la messe que chacun an au lieu et
iour du puy est acoustumee estre dicte et solenniellement celebree. A donne entre antres choses et omosne a perpetuite
vingtcinq liures de rente fonciere. Et danantage pour la perpetuite dicelluy puy en cest an mil cinq cens et quinze. A este
par lesdicts princes erigee vne confraternite et associacion
iourte que cy aprez sera declare. Et mesmes ont este faitz
pour la manutencion dudict puy et confraternite plusieurs
statuz et ordonnances iourte que cy aprez est contenu.

Pour declarer la forme et ordre qui sera
gardee et entretenue audict puy en ensuyuant et augmentant
les anciennes ordonnances bonnes et louables coustumes du-

b

dict puy. Il est statué et ordonné que le dimence prochain ensuyuant de la feste de la conception de la saincte immaculee vierge. Qui est sirée a estre ordinairement celebree par toute leglise. Le huytiesme iour de decembre sauf a changer se on veoit que bien soit. Le prince qui sera pour lannee accompaigne des autres princes et mesmes des freres et associez audict puy se trouuera en ladicte eglise et monastere des carmes iusques a tant quil soit daultre lieu autrement determine par les princes a lheure de sept heures du matin pour illec assister a dire et celebrer au plus honorablement que faire se pourra la messe soleinnelle dudict puy en la quelle ilz seront subiectz comparer sur peine ausdicts princes et associez de dix solz tournois damende a appliquier audict puy silz nont excusacion raisonnable comme de maladie et absence de ladicte ville. Et auec ce seront tenuz assister et eulx presenter a ladicte messe les facteurs qui en lannee precedente auront este premiez des prix dicelluy puy saisiz des signes qui leur auront este en icelle annee donnez deliurez et baillez telz que cy apres sera declare. Et apres ladicte messe dicte et celebree se retireront lesdicts princes ensemble et par leur deliberacion esluiront le prince pour lannee ensuiuante. Et cela fait lesdicts premiez accompaigneront iceulx princes au lieu ordonne a soy retraire en attendant lheure pour ouurir et commencer ledict puy.

❡ Item a lheure de onze heures ou enuiron lesdicts princes se trouueront et assembleront au cloistre et chapitre dudict lieu du carme iusques a ce que dautre lieu soit ordonne apres la brefue collacion faicte par vng venerable docteur en la

maniere acoustumee. Lesdicts facteurs ainsi premiez comparestront et lun aprez lautre selon leur ordre remettront es
mains du prince president les prix et signes a eulx baillez
lannee precedente en rendant graces sur le champ Cest assauoir les premiez du francoys dun rondeau ou autre dite en
francois et ceulx du latin par deux ou quatre metres a leur
deuocion et plaisir tendans a lhonneur et collaudacion de la
tressaincte et immaculee conception. Et ce fait sera le puy
ouuert a tous venans et sera tenu celuy qui aura este palme a
ouurir ledict puy et luyre son champ royal comme victorieux
et aprez luy par ordre les autres premiez tant en latin que en
francoys feront leur denoir ainsi que de tout temps il a este
obserue et garde audit puy. ꝑ ꝑ ꝓ ꝯ ꝰ ꝝ ꝭ ꝭ ꝯ ꝰ
ꝯ ꝰ ꝝ ꝭ ꝯ ꝰ ꝝ ꝭ ꝯ ꝰ ꝝ ꝭ ꝯ ꝰ ꝝ ꝭ ꝯ ꝰ ꝝ ꝭ

℧ Item aprez sera continue lacte en receuant tous indiffe-
rentement a presenter audit puy selon la subiection que con-
tendra laffixe qui precedentement aura este par le prince mise
aux lieux publiques de la ville ainsi quil est acoustume. En
quel cas silz faisoient le contraire ny seront receuz. ꝯ ꝰ ꝝ ꝭ
ꝯ ꝰ ꝝ ꝭ ꝯ ꝰ ꝝ ꝭ ꝯ ꝰ ꝝ ꝭ ꝯ ꝰ ꝝ ꝭ ꝯ ꝰ ꝝ ꝭ

℧ Item et a louuerture et commencement dudict puy le
prince qui pour lannee assistera pourra appeller au prez de
luy aucuns des princes et autres notables personnaiges as-
sistens telz qui luy plaira pour escripre les noms et surnoms
des presentans et pretendans audict puy ensemble rediger
par escript et noter les aduis et oppinions des iuges et assis-
tens sur le fait et la indicature diceulx champs royaulx / epigrammes / ballades et rondeaulx / qui seront presentez pour
sans quelque faueur ou affection diffinir et faire conclusion

diceulx qui auront merité destre premiez: ⸱ ⸱ ⸱ ⸱ ⸱ ⸱ ⸱ ⸱ ⸱ ⸱ ⸱

¶ Item et cela fait est conclud statue et ordonne en ensuyuant lesdicts lonables coustumes obseruez et gardez audict
puy. Que celuy qui aura fait le meilleur champ royal en signe
de victoire par luy obtenue et aussi que la glorieuse vierge
marie a obtenu la palme de victoire sur tous pechez tant originel que autres sera premie de la palme qui luy sera deliuree
redimable toutesfoys en luy payant la somme de Cent solz
tournois. Et a celuy facteur qui par aprez aura fait le meilleur champ royal que lon appelle le debatu en signe que vail-
lamment et vertueusement il a bataille pour la belle dame
comparee au blanc lys de purite et que ainssi que le lys croit
et flourist entre les espines sans aucunement sentir leur aspe-
rite. Aussi ladicte vierge a este conceuee et procree par ge-
neracion humaine comme les autres femmes sans toutesfoys
auoir este aucunement maculee ne touchee de peche originel.
Sera donne et deliure une fleur delis redimable par la somme
de soixante solz tournois. A celuy qui aura fait le meilleur
epygramme en latin / en signe de triumphe et que aussi que
anciennement les imperateurs et autres princes rommains
aprez victoire obtenue sur leurs ennemis en triumphant por-
toient sur leur teste le chappeau de laurier Aussi la vierge
et mere de dieu a triumphe par excellente victoire sur tous
pechez et vices sans aucune exception. Sera donne et deliure
vng chappeau de laurier redimable par la somme de quatre
liures tournois. Et a celuy qui aura fait lepygramme debatu
en contemplacion de ce que la vierge est comparee a lestoille
matutinalle et aussi que par icelle estoille sont chassez les

tenebres de confusion de peche et nous est annonce la lumiere
de grace estre prochaine Et par ce moyen paruenir a la grande
et ioyeuse lumiere du soleil de iustice. Sera donne et deliure
une estoille dor redimable par la somme de quarante solz
tournois. Et a celuy qui aura fait la meilleure ballade en
francoys. En contemplacion de ce que la vierge immaculee
est comparee a la roze et que la roze est preferee a toutes les
autres fleurs en ouldeur et suauite. Aussi ladicte vierge par
la grande ouldeur et exemple de ses nobles vertus console les
sens et esperitz vitaulx de notre ame et entendement les rem-
plissant de toutes suanitez spirituelles. Sera donne et deliure une roze redimable par la somme de trentecinq solz.
Et a celuy facteur qui aura fait le meilleur rondeau en signe
de perfection et que ainssi que selon loppinion des philozophes
et geometriens la figure ronde et spherique est la plus par-
faicte des autres / aussy en la vierge et mere abonde par grace
diuine pleinitude et perfection de vertus/sera donne et deliure
vng signet dor redimable par la somme de vingtcinq solz tournois. Tous lesquelz personnaiges ainsi premiez deuotement
rendront sur le champ et par ordre graces a la glorieuse dame
de lhonneur quil leur auroit este fait en composant vng rondeau ou autre dictie selon la langue dont leurs faitz auront
este composez. Et cela fait eulx saisiz de leurs presens accompaigneront les princes iusques au lieu ou ilz se vouldront
retirer.

℟ Item que a lassistence et iugement dudict puy ledict
prince comme iuge presidera et demandera les voix et oppi-
nion de ceulx qui a ce seront connuoquez et appellez par ledit

prince et nos autres docteurs licenciez ou graduez en theologie
et autres excellens personnages qualifiez expers et congnoissans en telz affaires le sont conuoquez. ⁖ ·⸳⸴ ⸳ ⸳⸴⸳⸴⸳⸴
Affin que vray iugement en soit fait en euitant toutesfoys
faueurs et acceptacions de personnes. ⸳⸴ ⸳ ⸳ ⸳ ⸳⸴⸳⸴⸳
⸳⸴ ⸳⸴ ⸳⸴⸳ ⸴ ⸳⸴⸳ ⸳ ⸳ ⸳ ⸳ ⸳ ⸳ ⸳ ⸳ ⸳ ⸳ ⸳ ⸳
❡ Item et pour ce quil est aduenu tressouuent pour le grant
bruit et renommee dudict puy que plusieurs scauans personnages absens ou estans en lointaing pays congnoissans en
telles matieres se sont delectez pour lhonneur de la tressaincte
et immaculee composer aucuns champs royaulx ballades ou
rondeaulx et epigrammes et les ennoyer presenter et iuger
audict puy. Et toutesfoys pour la distance des lieux et autres
causes nauroient pas opportunite de eulx comparoir personnellement audict puy et autres consideracions. En ensuiuant
ce qui a este par cy deuant vse. A este aduise et ordonne
que chacun facteur pourra ennoier son champ royal ou autre
dite par messager certain et honneste tel quil luy plaira Lequel acteur le merchera de son signe sil veoit que bon soit ou
fera dire par le presentant dicelluy le nom dicelluy facteur
En affermant a la conscience de celuy qui lennoyra que iamais
nauoit este presente en puy. Et sil aduient que aucun en
presente plusieurs. Ce neantmoins il ne pourra pas de tous
iceulx pretendre audict puy / mais sera tenu eslire celuy auquel sarrestera pour le mettre en iugement. ⸳⸴ ⸳⸳⸴⸳

❡ Item et pource que souuentefoys a este rumeur que
aucuns facteurs ont fait plusieurs champs royaux epy-
grammes ou autres ditz que toutesfoys ilz ne presentent pas

mais aucunefoys a cautelle les font presenter par diuerses
personnes tendans par lun diceulx estre premiez esdictz prix /
ce qui engendre vng grand desordre confusion et perdicion
de temps a la lecture diceulx en sorte que tout le iour a peine y
peut suffire A ces causes les princes exhortent et admonestent
les facteurs qui telles choses vouldroient faire quilz se depor-
tent pour laduenir et aux presentans de ne les presenter silz ne
les ont faitz on aient charge de les presenter ainsy que dit est.
Autrement sil est trouue que aucun en ait presente plusieurs
tendans audict puy. Il en sera pour la premiere foys secluz
et priue de son labeur pour lannee et pour la seconde foys
priue a iamais de plus presenter audict puy. Toutesfoys est
a entendre que si aucuns par leur deuocion en voulloient presenter plusieurs faire le pourront par ce quilz esluyront sur
le champ celuy auquel ilz sarresteront pour auoir droit audict
puy et le surplus demourra pour don et present au prince
dudict puy. ? ·   .   .   . .

P· .   ...
Item et pour ce quil est aduenu que en aucuns lieux on
se tient puy en ce royaume aucuns facteurs ont presente
champs royaulx epigrammes on autres ditz que autresfois
auoient este faitz et presentez et par apres venoient a les
presenter de rechief audict puy pensant pour le long temps
quil y auoit quilz estoient mis en oubly et en ce faisoient tort
aux autres qui y auroient mis leur labeur et auec ce commet-
toient abbuz manifestes. Il est statue et ordonne que desor-
mais il y aura audit puy deux liures lun en parchemin ou
seront redigez par escript les champs royaulx epigrammes
et debatus ballades et rondeaulx presentez et premiez audict

puy. Ensemble lannee et les noms de ceulx qui les auront faitz et composez / affin que on les puisse recouurer si besoing est. Et lautre liure sera en papier ou seront aussy escriptz tous les noms et ditez des autres qui auront presente tant bons que autres affin que desormaiz se le cas aduenoit que on les puisse congnoistre et euiter esditz abbuz. Lesquelz liures seront mis en vng coffre auec les autres biens dudict puy dont le prince aura la garde et emportera les clefz.

⁋ Item et affin de plus en plus collauder et magnifier la tressaincte et sacree immaculee et que les euures des facteurs soient congnuz et exaltez ainsy quil appartient. Est statue en la forme aconstumee que chacun prince en son annee fera mettre et rediger par escript en bonne forme et escripture en ung tableau honneste selon sa deuocion ainsi quil est acoustume les champs royaulx et epigrammes ballades et rondeaulx qui de son temps auront este premiez desditz prix ensemble lannee qui fust / le nom surnom et qualite des facteurs Lequel tableau sera presente et mis au lieu des carmes ou autre lieu et place qui par lesdicts princes sera limitte dedens la feste de la purificacion nostre dame et du plus tard dedens la feste de pasques ensuyuant. Affin que tous deuotz chrestiens orateurs et gens de tous estatz les puissent veoir et lire pour de plus en plus esmouuoir leur deuocion a icelle tressaincte et immaculee conception.

⁋ Item et affin que dieu le createur qui comme il est vray semblable par cy deuant a esmeu les cueurs des deuotz. chrestiens de ceste cite de rouen a eriger et augmenter ledict puy

pour collauder la tres saincte et immaculee conception de sa
tres digne et glorieuse mere / ce qui se fait et continue chacun
iour en ceste dicte cite par les oenures qui se sont faictes et
seront pour ladvenir en cestuy puy royal / ensemble pour
euiter au vice dingratitude enuers nostre dict redempteur
et sa tresdigne et sacree mere et pour continuer de bien en
mieulx / les princes anciens et modernes de ce dict puy con-
gregez et assemblez ayans par la grace du saint esperit vne
amour et fraternite singuliere les vngtz auec les autres fondee
en la vertu de charite et voullans en ceste amour viure et mou-
rir et donner bonne exemple au temps aduenir a leurs successeurs et tous autres ont conclud et promis estre associez
et comme freres spirituelz reputez iusques au nombre de
soixante et douze personnes oultre et auec les princes dudict
puy dont les noms sont escriptz au registre sur ce fait Et que
en leur amour charite et fraternite associacion soient entretenuz et gardez les pointz et articles cy apres declarez.

¶ Cest assauoir a ladicte confraternite seront associez le
nombre de soixante et douze personnes oultre et auec lesdicts
princes en memoire et recordacion des soixante douze disciples de nostre seigneur iesu christ et des soixante et douze
interpretateurs et translateurs des sainctes et sacrees escrip-
tures. Et si sera pour lesdicts princes et associez perpetuel-
lement dit et celebre par chacun iour de lau en ladicte eglise
des carmes ou aultre telle que par lesdicts princes sera esleue.
vne basse messe du iour payee des deniers dicelle associacion
et confraternite a estre dicte a lheure de dix heures iusques a
ce que plus grande augmentacion y puisse estre faicte.

c

¶ Item et le dimence ensuyuant des festes nostre dame. Cest
assauoir lassumption / natiuite / conception purificacion et
annunciacion sera dit et celebre en ladicte eglise des carmes
par les denotz religieux dicelle a lheure de sept heures de
matin vne messe solennelle. En laquelle tous lesdicts princes
assisteront et seront tenuz et subiectz dassister sur peine.
Cest assauoir pour la messe du dimence ensuyuant de la
conception dix solz tournois et pour chacun des quatre autres
dimences la somme de deux solz six deniers tournois damende
a appliquer a ladicte fraternite pourueu que le deffaillant nait
excusacion raisonnable. Cest assauoir maladie ou absence
de la ville laquelle il sera tenu au deuant du iour enuoyer ou
par apres laffermer au prince qui pour lors sera ou autre a
ce ordonne et sans fraulde et en ce cas en sera tenu pour
excuse. Laquelle messe sera dicte et celebree aux despens dicelle associacion et fraternite. Et aprez icelle sily a aucun qui
se venille mettre du nombre desdicts associez ou que par la
mort aduenne de lun desdicts associez ou autrement il con-
uient emplir le lieu en ce cas il sera pourueu par la deliberacion desdicts princes seullement et sera chacun entrant en
ladicte associacion tenu payer au profit dicelle pour son en-
tree la somme de cent solz tournoys auec son cierge ainsi quil
est acoustume se plus ne luy plaist donner qui sera connerti
a lentretenement dicelle confraternite.

¶ Item et pour ce que telles fraternitez spirituelles requie-
rent estre entretenues iusques a la fin des iours. En considerant aussi que les princes sont ceulx qui ont porte les principaulx fraitz et coustages dicelluy honorable puy. Est statue

et ordonne que en linhumacion et sepultures de chacun prince compareítront personnellement tous les princes et associez pour conuoyer le corps en forme de procession auec la croix pourueu que ce soit dedens lenclo3 de la ville. Et sil aduient quil3 ordonnent estre inhume3 hors / en ce cas le conuoy sera insques a la porte de la ville de Rouen / pourueu quil3 nayent excusacion raysonnable iuree comme dessus. Et en deffault de ce sera paye par chacun deffaillant et pour chacune faulte la somme de cinq sol3. Et auec ce seront subiet3 lesdicts associe3 audict connoy chacun en droit soy et a leurs despens faire trouuer vng honneste prestre reuestu en surplit3 pour accompaigner le corps. Et pour donner a congnoistre quant ce seroit des princes dudict puy qui seroit decede le prince qui lors sera fera porter par aucun denant le corps vng cierge ardant fait de cire blanche du poix de quatre liures ou enuiron qui sera mis sur le lieu ou le corps sera inhume en quelque lieu que ce soit pour y bruller insques a la fin et consummacion dicelluy. Et en icelluy cierge sera atache et affixe lun des panonceaulx asse3 grant et plus que ceulx qui seront fait3 pour ledict puy. Et auec ce sera audict conuoy la palme deuant ou entre ledict corps. Laquelle palme sera mise tant que le cierge et sernice durera au cheuet de la representacion dudict corps. ... ...

❡ Item et auec ce seront porte3 audit conuoy par tel3 personnages qui seront aduise3 huyt grosses torches de six liures la piece faictes de cire blanche garnyes des escuchons dudict puy denotant la virginite et purite de la saincte immaculee. Lesquelles torches demouront allume3 deuant le corpus do-

mini iusques a la fin de ladicte recommandace qui seront
raportez au proufit de ladicte confraternite en payant au cure
du lieu pour chacune torche la somme de douze deniers pour
son droit parrochial.

C Item et dedens quinze iours ensuyuans dicelle inhuma-
cion on au plustost que faire se pourra lesdicts princes et
associez feront assauoir aux parens dudict defunct le seruice
dicelluy prince et au iour pour ce faire assigne comparestront
iceulx princes et associez pour la semonce qui leur sera faicte
a eulx trouuer audict lieu des carmes ou autre lieu comme
dessus auquel lieu chacun deulx a leur despens fera dire vne
basse messe pour lame du trespasse. Et a la fin de chacune le
prestre qui laura dicte assistera sur le lieu ou sera la representacion du trespasse et illec dira le deprofundis auec lo-
rayson de Inclina et Fidelium.

Item et aux despens dicelle associacion seront dictes ce iour
mesmes par lesdicts religieux des carmes dedens le cueur
de ladicte eglise ou autres comme dessus les vigiles a neuf
pseaulmes et neuf lecons auec laudes et apres vne grant messe
haulte de nostre dame et aussy en sera dicte vne de Requiem
en musique auec le Libera a la fin. Esquelles messes assisteront les princes et associez sur peine aux deffaillans de cinq
soubz tournois silz nont excusacion raisonnable a appliquer
lesdictes amendes au bien de ladicte confraternite et oultre
sera fait dire par chacun desdicts princes et associez a leurs
despens vne basse messe comme dit est et sil y a aucun des
princes ou associez absens le recepueur qui sera en lannee la

fera dire et en auancera les deniers aux despens dudict de-
faillant qui sera tenu incontinent la payer audict recepueur.

¶ Item et durant lesdictes vigiles seront allumez lesdictes
huit torches entour la representacion du corps auec les escuchons et panonceaulx y atachez et an bout de hault prez ladicte
representacion sera mise la palme ainsi que dit est auec ledict
cyerge ayant la representacion ou panonceaulx de ladicte
conception.

¶ Item et affin de memoire perpetuelle du bien que icelluy
prince aura fait audict puy entant quil aura en son temps
expose de ses biens et porte les fraitz dicelluy puy. ¶ Il est
statue et ordonne que celuy qui aura eu la palme pour lannee
ou sil est absent ou en lieu quil ne puisse estre recouuert le
plus prochain des autres facteurs premiez sera tenu luy faire
epitaphe ou deploracion en rythme / et par celuy qui aura eu
lepigramme ou le debatu dicelle vng autre en latin le tout a la
discrecion et plaisir desdicts facteurs et a la louenge honneurs et vertuz dudict defunct ou seront comprins le nom lan
et le iour de son trespas. Et mesmes y pourra estre adiouste
le nom du facteur lequel eu tableau fait aulx despens du
prince pour lannee sera mis et affixe au pres de la sepulture
dicelluy trespasse apres que ledict epitaphe aura este commu-
nique au prince et a aucuns des principaulx parens ou amis
dicelluy defunct affin que par cy apres il en puisse estre
memoire et esmouuoir le peuple apres dieu pour lame dicelluy
defunct.

¶ Item et quant au regard des autres quilz nauront este princes mais seront seulement associez a ladicte confraternite et amour spirituelle Ilz auront semblablement tel convoy a leur trespas comme lesdicts princes auec six desdictes torches mesmes la presence desditz prestres et desditz princes et associez qui seront tenuz y comparoir sur semblable peine que dessus et y sera fait tout autant comme lesditz princes excepté que la palme et le cierge blanc ne seront point portez deuant le corps ne lepitaphe mise / car cela appartient ausditz princes. mais ilz auront vigiles et laudes auec vne haulte messe de Requiem et le Libera a musique seulement. Et si seront tenuz lesditz princes et associez faire dire vne messe auec le Deprofundis. tout ainsi comme il a este dit des princes cy dessus.

¶ Item Et y aura audict lieu des carmes ou a vne chapelle qui a ceste fin pourra estre faicte vng ou plusieurs chandeliers contenant le nombre de soixante et douze cierges oultre ceulx des princes tout dun poix dune mesmes facon entretenuz par lesdicts associez oultre lesditz princes. Cest assauoir chacun le sien Et refaitz a leurs despens toute les foys quil en sera mestier lesquelz cierges seront de cire blanche du poix dune liure et ceulx des princes de liure et demye et serniront audictes haultes messes et autres seruices qui ainsi seront faitz en ladicte eglise des carmes ou aultre lieu eslen par lesdicts princes comme dessus.

¶ Item Et pour euiter aux excessiues despenses qui par

cy deuant ont este faictes par aucuns princes particuliers /
est ordonne que eu cas que chaucun esleu prince ne vouldroit
prendre la charge de faire la feste il en sera quitte et descharge
eu baillant la somme de quarante liures tournois a ladicte
associacion dont la despense necessaire sera faicte par gens
qui seront deputez par les anciens princes sans frayer autre
chose par ledit prince qui neantmoins presidera et aura les
honneurs preeminences seruices et biensfaits dessusditz aur
despens de ladicte confraternite tout ainsi comme les autres
qui auroient eulr mesmes fait lesdicts despens.

℘ Item et si aucun desditz associez estoit esleu a prince il
sera tenu laccepter et erecuter les choses dessusdictes ou payer
ladicte somme de quarante liures.

℘ Item sil aduenoit que vng prince esleu pour lannee allast
de vie a trespas durant icelle auant quil eust fait et accomply
la sollennitz dudit puy / il naura pas pourtant le conuoy et
seruice dessusdit. Mais en sera esleu vng autre par les
princes dudit puy eu cas que ses heritiers erecuteurs ou autres pour luy ne vouldroyent prendre la charge / euquel cas
ilz y seroyent receuz / et presideroit lun diceulr pour luy audit
puy. Sauf toutesfoys sil estoit de ladicte associacion / il
aura le seruice conuoy tel quil appartient et est ordonne faire
ausditz associez.

℘ Item et pour subuenir a payer les mises et autres fraitz
dessus desclarez tant desdictes messes conuoys seruices / in-
humacions / luminaires / et autres choses necessaires pour

laccomplissement des choses dessus dictes.

¶ Il est statue ordonne que chacun desdictz associez / sera tenu payer par chacun an la somme de vingtcinq solz tournois au iour dudict puy oultre lentretenement de son cyerge et auec ce les amendes des deffaultes sur la peine en cas de contredit de estre par les princes prine a perpetuite de ladicte associacion et priuileges dicelle. laquelle somme auec les autres amendes des deffaillans seront realement le iour de la prochaine messe ensuyuante de la deffaulte recueillies et par apres rendues par compte par chacun an par le clerc ou aultre personnage qui sera commis et depute a faire les semonces seruices et diligences necessaires a ladicte confrarie. lequel aura sallaire raisonnable. Et sera ledit compte ven et ouy par lesdictz princes le iour quil plaira auditz princes ordonner. Et pourra ce neantmoins ladicte somme de xxv. solz par an estre augmentee ou aussy diminuee selon que par les princes sera trouue estre necessaire ou utille pour le bien de ladicte confraternite et que le cas le requerra.

¶ Item a este ordonne que de ces presens statuz et mesmes de ladicte confraternite seroit enuers nostre saint pere le pape poursuy la confirmacion et aussy plusieurs pardons priuileges et indulgences et que de ce seroient faitz memoires. Lesquelz du depuis auoient este faitz et en pleine congregacion deliberez par plusieurs foys. Et de rechief apres semonce expresse sur ce faicte par le clerc de ladicte confraternite sestoient iceulx princes et associez comparus audit lieu des carmes iusques au nombre de soixante sept ou enuiron.

Ausquelz auoient este monstrez et leuz lesditz memoires et
articles et la signature sur ce expediee en court de romme et
demande a iceulx silz vouloient les bulles sur ce estre expe-
diees en exposant quil conuenoit pour ce exposer grande
somme dargent iusques a la somme de cinq ou six cens escus
du moins. Lesquelz aprez la lecture desdicts articles et de la
signature ouye auoient tous loue et approuue ladicte expedi-
cion et ordonne. que seroit sur ce faicte la poursuite de lerpe-
dicion des bulles. Et pour faire le payement de ce quil pourroit couster tant pour lesdictes bulles que mesmes pour les
fraitz mises et vacations qui conuiendroit pour ce faire /
iceulx princes et associez presens tant eu nom de ladicte com-
munite que mesmes en leur propre et priue nom eulx et chacun
deulx sestoient obligez et promis la somme a ce requise rendre
et payer et mesmes rendre indempnes ceulx qui en auroient
eu la charge.

Item et aprez la confirmacion des statuz dessusditz faicte
affin de rendre graces a dieu et a la tressaincte et immaculee
vierge de ce que en ensuyuant la deuocion des princes et autres
associez / icelle confraternite auroit este confermee a perpetuite et mesmes le puy et autres choses icelluy concernans.
Et aussy quil puisse estre entretenu et maintenu au temps
aduenir. Il auoit este ordonne que incontinent aprez la confirmacion de ces presens statutz faicte / a certain iour quil
plaira ordonner aux princes au plus conuenable que faire se
pourra sera pour ceste foys dit et celebre en ladicte eglise des
carmes par lesditz religieux une messe de notre dame auec
memoire pour tous les ames des princes et associez trespassez

d

par cy devant. En laquelle messe assisteront tous les princes
et associez dicelle congregacion et a loffertoire / sera paten-
tement et publiquement leu ces presens statuz. Et en signe
daprobacion et promesse dicelle tenir tous lesdictz princes et
associez aprez ladicte lecture yront a loffertoire de bonne
deuocion en prometant et iurant tenir lesdictz statutz pour le
temps aduenir et qui ny poura estre fera ledict serment a la
congregacion subsequente presens lesdicts princes. Et ycy
est la fin desditz statutz dudict an mil cinq cens quinze.
Apres laquelle narracion desditz statutz nostredict saint
pere affin de faire et rendre ladicte confraternite perpetuelle
de la puissance et auctorite apostolique a loue approuue et
conferme et par la teneur de sesdictes bulles loue approuue
et conferme lerection fundacion et institucion de ladicte confraternite. Ensemble icelle confraternite associacion en son
integrite. Et pareillement tous les statutz ordonnances cerimonies cy dessus escriptz et autres par cy deuant ordonnez
et instituez entierement en tout ce quilz contiennent sans
riens excepter. En suppliant par notredict saint pere toutes
faultes tant de droit que de fait que par omission ou autrement seroient entretenuz esdicts statutz et ordonnances.

¶ Item et combien que par cy deuant par lesdicts statutz et
ordonnances ny deust auoir entre les princes et en plus auant
que le nombre de soirante associez Sy toutesfoys notredict
saint pere a voulu estendre et augmenter ledict nombre en
declarant que en icelle confraternite oultre le nombre diceulx
princes / pourra auoir selon que par les princes sera ordonne
le nombre de six vingtz et dix associez. Et affin que ce puisse

estre mieulx continue / a donne et donne a iceulx princes faculte et auctorite de pouoir en lieu de ceulx qui decederont et
autres que pour cause raisonnable ilz vouldroient mettre
hors ladicte confraternite dont de ce leur a donne faculte et
puissance y en substituer mettre et recenoir dautres aux
charges ordinaires honneurs et preeminences de ladicte confraternite.

¶ Et a ceste fin / et pour rendre les suppotz dicelle confraternite capables de leffect desdictes confirmacions concessions priuileges et indulgences contenuz en la bulle seulement
Uostredict saint pere a absoulz et absoult les suppostz dicelle
de toutes excommunicacions suspensions interditz et autres
censures ecclesiastiques soient procedees de droit ou par sen-
tence de iuge.

¶ Item nostredict saint pere a donne aux princes et associez
tant modernes et presens que ceulx qui seront pour laduenir
a perpetuite pour la direction conseruacion et entretenement
de ladicte confraternite des biens et lhonneur dicelle faculte
auctorite et puissance de reformer muer et changer augmenter
et diminuer les statutz ordonnances cerimonies qui par cy
deuant auroyent este et par cy apres seroient faitz. Et mesmes
de en faire et constituer de nouueaulx silz veoient que bien
soit Lesquelz statutz et ordonnances ainsi changez / muez /
reformez augmentez diminuez et de tout de nouueau faitz.
Uostredit saint pere de lauctorite que dessus des a present
comme de lors les a approuuez et confermez et par ses bulles /
iceulx conferme / loue et approuue en declarant tous lesditz

statutz faitz et a faire leurs dependences et autres choses
concernans icelle confraternite valoir et deuoir estre tenuz
censez et reputez de chacun comme bons et vaillans et auoir
pardurable fermete et en toutes choses estre obseruez. Pourueu toutesfoys quil ny ait en iceulx aucune chose contraire
au droit diuin et saintz canons de nostre mere saincte eglise.
Et si a ordonne que a faire lesditz statutz et autres ordonnances ce qui sera fait par la pluspart des maistres et princes
dicelle confraternite aura lieu et sera cense / repute / tenu et
obserue / comme sil estoit fait par tous les suppostz dicelle.

¶ Item nostredit saint pere le pape consyderant lhonnestete
et singularite de ladicte confraternite voulant icelle decorer
de beaux priuileges. A declare quil veult entend et ordonne
de lauctorite que dessus icelle confraternite comme la plus
noble estre auancee / exaltee et preferee / a toutes les autres
confraternitez de ladicte ville et cite de Rouen / et mesmes de
toute la prouince de normendie. Et que tant en lhonneurs que
autres dignitez et preeminences quelzconques. Icelle confraternite precedera et preferera et tiendra le plus honnorable et
principal lieu au deuant de toutes les autres confraternitez
de toute ladicte prouince sans que y puisse estre donne par
quelque personne que ce soit aucun detourbier ou empeschement sur les paines cy apres declarez.

¶ Item Nostredict saint pere veult et ordonne de lauctorite
que dessus que lesditz princes et confreres puissent et aient
et leur donne puissance et faculte de pouruoir muer et changer
dudit lieu et eglise du carme leurdicte confraternite quant ilz

verront estre a faire et que lopportunite y sera Et icelle mettre
faire seoir et tenir en autre lieu Et mesmes de faire construire
et edifier eglise propre pour seruir a icelle leur confraternite
Sans ce que comme dessus ilz puissent estre a ce faire empes-
chez par les religieux dicelluy lieu du carme ne par autre personne quelconque sur les peines cy desoubz contenues.

℃ Item veult ordonne et commande nostredit saint pere de
lauctorite que dessus a tous cardinaulx auditeurs des causes
du palais apostolique archeuesques euesques et a tous inges
tant ecclesiastiques que seculiers de quelque auctorite quilz
vsent / quilz aient tant en iugement que hors iugement et en
quelque instance que ce soit es affaires et matieres concernans
ladicte confraternite a iuger iourte et en ensuynant les ordonnances et statutz dicelle faitz et a faire par lesditz princes et
confreres selon ce que pour lors ilz auront lieu et que par
icenlx princes ilz seront approuuez Et pareillement selon les
indulgences priuileges et concessions faictes et concedez par
nostre saint pere le pape a icelle confraternite Et a oste et oste
nostredit saint pere toute faculte puissance / inhibe et defend
aux dessusnommez de iuger et ordonner au contraire ne en
quelque maniere que ce soit autrement que en ensuynant
iceulx statutz priuileges et concessions.

℃ Item et pour mieulx inciter les gens de bien et deuotz
personnages de soy mettre en la dicte confraternite et associacion et de donner et eslargir liberallement de leurs biens a
lentretenement et augmentacion dicelle. Nostredit saint pere
a donne et concede plusieurs beaux pardons et indulgences et

entre autres / aux princes et six vingtz et dix associez dicelle
confraternite modernes et qui seront cy aprez et a chacun
deulx a perpetuite lhomme marie et sa femme comptez pour
vne personne faculte et puissance de eslire confesseur ydoyne
et suffissant soit regulier ou seculier qui toutesfoys quil leur
plaira aprez auoir ouy leur confession / et en leur enioingnant
penitence salutaire de tous cas pechez et crimes quelzconques
et fussentilz reseruez au pape et siege apostolique / exceptez les
crimes de offencer la liberte de leglise / de heresye / rebellion
ou conspiracion a lencontre de la personne ou de lestat de
nostredit saint pere et du siege apostolique de la falsificacion
des bulles et lettres dicelle inuasion depredacion occupacion
ou degast des terres papalles et de ses subietz doffence en la
personne de son euesque ou prelat de prohibicion ou empeschement de deuolucion des causes devolues et appartenantes
audict siege / de delacion et port de armes et autres instru-
mens de guerre aux infideles les pourra absoudre. Cest assauoir des cas reseruez vne foys en la vie. aussy a larticle de la
mort / et de tous autres cas et pechez non reseruez au pape
toutes et quantes foys quil en sera besoing et quilz le vouldront. Et oultre leur impartir et donner de lauctorite appos-
tolique planiere indulgence et remission de tous leurdictz pechez ainsi par eulx confessez et dont ilz auront en contricion.

❡ Item pourront les dessusdicts princes et associez par le
confesseur tel quilz vouldront eslyre ydoyne et suffisant faire
commuer tous veuz en autres oeuures de misericorde. exceptez
les veuz de hierusalem / de romme saint Jaques en compostelle
chastete et de religion / mesmes soy faire absouldre et relaxer

de tous iuremens et sermens quilz pourront auoir fait/pourueu
que ce ne puisse porter preiudice a autruy.

⸿ Item pourra chacun diceulx associez auoir vng autel
portatif sur lequel toutes et quantesfoys que le cas le requerra
pourra sil est prestre celebrer et sil ne lest faire celebrer la
messe et autre seruice diuin par vng prestre en lieu decent et
honneste a heure precedente ou assez prochaine du iour. Et
aprez la messe ainsi celebree administrer ou faire administrer
son createur pourueu que ce ne soit le iour de pasques et sans
preiudice dautruy. Et que le lieu ou len celebrera ne soit interdit / et quil ny ait aucuns presens excommuniez ou interditz.

⸿ Item Si aucuns desdicts princes et associez decedoit en
lieu interdit de lauctorite apostolique. Ce neantmoins pourra
estre inhume es eglises ainsi interdictes Sans toutesfoys aucune pompe funebre/pourueu quil nait donne cause et matiere
audict interdit.

⸿ Item et pourra chacun desdicts princes et associez en quaresme et autre temps quil est deffendu de droit ou de constume
de menger la chair oeufz burres fourmaiges et autres letai-
ges en menger en quelque lieu que ce soit sans scrupule de
conscience / pourueu toutesfoys que le cas le requiere et que ce
soit le conseil de son confesseur et du medecin corporel.
⸿ Item nostredict saint pere ordonne a chacun desdictz
princes et associez confez et repentans pour les iours esquelz
les stacions de la cite de romme sont instituees et ont lieu pouoir et faculte de gaigner en visitant par iceulx princes et

associez par chacun diceulx iours les eglises cathedrale des
Carmes et de la ronde de ceste ville de Rouen. Et en disant a
chacune dicelles sept foys loraison dominicale et sept foys la
salutation angelique toustelz et semblabes indulgences pardons et remissions de pechez quilz pourront gaigner en visitant les saintz lieux et eglises dedens et hors la cite de romme
instituees et deputees pour lesdictes stacions / lesquelles indulgences sont grandes et quasi infinies Et ou cas que aucun
diceulx associez seroit constitue en debilite et necessite de
maladie ou auroit autre empeschement legitime tellement quil
ne pourroit facilement visiter lesdictes eglises. Ce nonobstant en disant en sa chambre a genoulx deuant limaige du cru-
cifix ou autre ymage loraison dominicale et salutacion angelique autant de foys quil feroit esdictes eglises et en donnant
a leuure de ladicte confraternite la somme de deux soubz / il
gaignera toutes et semblabes indulgences et pardons que dessus desdictes stacions aussi bien que sil auoit visite corpo-
rellement lesdictes eglises.

¶ Item nostredict saint pere veult et ordonne que iceulx
princes et associez et autres bienfaicteurs dicelle confraternite et leurs parens tant vinans que decedez qui de leurs biens
auront eslargy et donne a icelle confraternite soit par testa-
ment ou autrement soient faitz participans de tous les suffrages / prieres / ieunes / omosnes / oraisons / messes et gene-
ralement de tous biens spirituelz oeuures de misericorde et
autres biens quelzconques qui sont chacun iour et seront faitz
pour laduenir a perpetuite en toute leglise militante et en chacune partie et par tous les suppostz dicelle.

¶ Item nostredict saint pere a donne et concede a toutes
personnes quelzconques contritz et confessez ou qui auront
bon vouloir de soy confesser qui chacun iour de lan orront
deuotement la messe basse qui se dit chacun iour de dimence
de lan a lintencion de ladicte confraternite pour chacune
messe xl. iours de pardon. Et pour chacune desdictes messes
haultes qui sont dictes et celebrees chacun dimence prochain
ensuyuant des cinq festes nostre dame a lintencion comme
dessus dicelle confraternite / Cent iours de pardon.

¶ Item nostredict saint pere de lauctorite apostolique a inhibe et defendu inhibe et defend a toute personne quelconque/
soient cardinaulx / archenesques / euesques / ou abbez ou de
quelque auctorite ou estat quilz soient et de quelque puissance
quilz vsent tant presens que aduenir quilz nayent a perturber
ne empescher en aucune maniere directement ou indirecte-
ment par soy ne par autruy, icelle confraternite les princes
et associez statutz et ordonnances cerimonies et coustumes
louables dicelle sur peine de excommunicacion late sentencie
que nostredit saint pere de present comme de lors declaire
iceulx encourir. Et mesmes sur la peine de cinq cens ducas
dor de chambre a appliquer a la fabrique saint pierre et saint
paul de romme.

¶ Et pour mieulx entretenir icelle confraternite en son integrite et les statutz et priuileges dicelle. Nostredit saint
pere / a commis et depute pour executeurs et iuges deleguez
Messigneurs les abbez de saincte katherine du mont de rouen
Prieurs de saint lo / et Chantres de leglise cathedral nostre

e

dame de rouen presens et aduenir. Ausquelz et chacun deulx
ilz mande et commande publier et faire publier ses bulles et
concessions et icelles executer faire garder tenir et ontretenir
le contenu en icelles et defendre a toutes personnes y donner
empeschement ny aller au contraire en quelque maniere que
ce soyt en procedant a lencontre des contradicteurs pertur-
bateurs et donnans empeschement a icelle confraternite par
excommunicacions censures et autres peines ecclesiastiques
nonobstant toutes appellacions et opposicions. En deman-
dant se besoing est la force et ayde du bras seculier. Toutes
lesquelles concessions priuileges et indulgences nostredit
saint pere entend auoir lieu pour les princes et associez qui
sont de present et qui seront pour le temps aduenir. Et nonobstant toutes constitucions apostoliques prouinciales et
synodales ordonnances statutz et coustumes donnees et con-
cedees a quelque eglise ou personne que ce soit. Ausquelz
nostredit saint pere par sesdictes bulles a derogue et derogue
en tant que besoing est ⁊ ⁊⁊⁊⁊⁊⁊⁊ ⁊ ⁊⁊⁊⁊⁊⁊ ⁊⁊⁊⁊⁊ ⁊⁊
⁊⁊⁊⁊⁊ ⁊⁊⁊⁊ ⁊⁊⁊⁊⁊⁊ ⁊⁊⁊⁊⁊⁊⁊⁊⁊⁊⁊⁊ ⁊⁊⁊ ⁊⁊⁊⁊⁊⁊⁊⁊
⁊Item nostredit saint pere a declare qui veult et entent
que les priuileges indulgences et concessions dessusdictes et
contenuz en la bulle sur ce par luy donnee ne soient subiectes
ne comprinses en quelzconques reuocacions de toutes concessions et indulgences que luy et ses successeurs pourront faire
soit par autres indulgences donnees a la fabrique de leglise
de rome de la croisade et autres indulgences donnees pour
aller contre les turcs ou autrement en quelque maniere que
ce soit / ains veult icelles durer ⁊ perpetuite. ⁊⁊⁊⁊⁊⁊⁊⁊⁊
⁊⁊⁊⁊⁊ ⁊⁊⁊⁊ ⁊⁊ \ ⁊⁊ ⁊⁊⁊⁊⁊⁊⁊ ⁊⁊ ⁊⁊⁊⁊⁊ ⁊⁊⁊⁊⁊⁊ ⁊⁊⁊⁊⁊

℣ Et en la fin nostredict saint pere a mis et appose son decret irritant par lequel il a declare nul et de nul effect toutes choses qui seroient faictes et attemptees a lencontre des concessions priuileges et indulgences dicelle confraternite et autres choses cy dessus dictes soit scientement ou par ignorance sur peine dencourir malediction et indignacion de dieu omnipotent de saint pierre et saint paul et du siege apostolique. ⸫

℣ Et est ladicte bulle donnee a romme lan de lincarnacion de nostre signeur mil cinq cens et ving la neufieme kalende dauril et de son pontificat lan neufieme iourte la fulminacion et le decret sur ce donne par Messeigneurs anthoyne de la barre abbe commandataire de saincte katherine du mant de Rouen et Nicole lair prieur du prieure conuentuel de saint Lo de rouen le dimence dixieme iour de mars audit an mil cinq cens et vingt du quel decret la teneur ensuyt.

Uniuersis presentes litteras inspecturis

pariter et audituris Anthonius de la barre abbas commendatarius seu administrator perpetuus monasterii sanctissime trinitatis in monte sancte katherine extra et prope rothomagum ordinis sancti benedicti Et nicholaus ler prior prioratus sancti laudi rothomagensis ordinis sancti augustini iudices et executores in hac parte vna cum quodam alio nostro collega cum illa clausula. Quatenus ipsi vel duo antedictus eorum etc. apostolica auctoritate delegati et commissi Salutem in domino sempiternam. Et nostris huiusmodi immo verius apostolicis firmiter obedire mandatis Litteras sanc-

tissimi in christo patris et domini nostri domini leonis diuina
prouidentia pape decimi moderni eius vera bulla plumbea /
cum filis sericeis rubei croceique coloris more romane curie
impendentes bullatas sanas quidem et integras non viciatas
non cancellatas / nec in aliqua sui parte suspectas / sed omni
prorsus vicio et suspicione carentes vt prima facie appare-
bat / nobis pro parte venerabilium nobiliumque et proui-
dorum virorum modernorum magistrorum principum nuncupatorum et confratrum confraternitatis sub inuocatione
conceptionis beate marie virginis in ecclesia domus beate marie de monte carmello Rothomagensi ordinis fratrum carmelitarum institute principalium / et in eis principaliter nomina-
torum presentatas. Nos cum qua decuit reuerentia noueritis
recepisse formamque sequitur continentes.

Leo episcopus seruus seruorum dei. Ad
perpetuam rei memoriam Ineffabilia gloriose virginis ge-
nitricis dei marie meritorum insignia denote considerationis
indagine perscrutantes et intra nostre mentis archana re-
noluentes quod ipsa castissimo eius vtero prout nostri status
exigebat necessitas humane salutis protulit auctorem / et
apud eum quem maternis lactauit vberibus sedulas pro nostre fragilitatis expiatione preces effundit confratrum confraternitatum in eiusdem virginis honorem institutarum votis
presertim confraternitatum perpetuitatem ac felicem guber-
nationem nec non virginis immaculate gloriam atque laudes
et confratrum eorumdem animarum salutem et consolationem
concernentibus libenter annuimus ipsarumque confraternitatum / et alias in eiusdem virginis intemerate honorem de-

dicatas ecclesias gratiosis remissionem impendiis prosequi-
mur et indulgentiarum muneribus decoramus. Sane pro
parte dilectorum filiorum modernorum magistrorum principum nuncupatorum et confratrum confraternitatis sub
inuocatione conceptionis beate marie virginis in ecclesia domus beate marie de monte carmelo rothomagensi, ordinis
fratrum carmelitarum institute nobis nuper exhibita petitio
continebat Quod cum festum conceptionis eiusdem gloriose
virginis marie / quod bone memorie Guillermo olim norma-
norum duce dum viueret instante celebrari publice incepit
abinde citra in ciuitate rothomagensi et tota prouincia nor-
manie solemniter celebratum et magna veneratione habitum
fuerit et per omnes gallie partes celebretur / dilecti filii Pe-
trus dare propretor et nonnulli ciues Rothomagenses cu-
pientes dicti festi deuotionem propagare et ampliare vnam
confraternitatem sub innocatione predicta in dicta ecclesia
fundarunt et instituerunt / ac inter alia quod ex tunc de ce-
tero in perpetuum in eadem confraternitate vltra illius magistros principes nuncupatos essent etiam septuaginta duo
confratres ad instar septuaginta duorum discipulorum domini nostri iesu christi / ac totidem interpretum olim legis
diuine / possentque ipsi magistri pro tempore dictos septuaginta duos confratres deputare et eligere ac ex causa iuxta
statuta confraternitatis huiusmodi legitima etiam destituere
ac loco destitutorum ac decedencium alios surrogare seu recipere et si eis expedire videretur etiam dictum numerum vsque
ad centum et triginta augere / quodque in dicta vel alia per
magistros et confratres predictos pro tempore eligenda dicte
ciuitatis ecclesia singulis dominicis vna submissa voce hora

iuxta morem prouincie rothomagensis decima / singulis vero
festiuitates conceptionis ac purificationis / annunciationis /
assumptionis et natiuitatis eiusdem beate marie. virginis
primo sequentibus. dominicis diebus una maior seu in cantu
pro viuentium prospera valetudine. Secunda autem feria
festum conceptionis huiusmodi immediate sequenti annis
singulis vna similiter maior et in cantu misse pro animarum
salute et requie magistrorum deffunctorum et confratrum ac
benefactorum confraternitatis huiusmodi horis ad ipsorum
magistrorum arbitrium decernendis solenni apparatu ac de-
centi pompa communibus eiusdem confraternitatis expensis
celebrari / et ipsi magistri et confratres nisi infirmitate aut
alio legitimo impedimento detenti / vel ciuitate predicta ab-
sentes forent et se excusare fecissent Sex missis maioribus
predictis personaliter interesse et qui misse dominice festum conceptionis primo sequentis decem solidos / qui vero
alicui ex reliquis quinque missis maioribus predictis non
adesset duos solidos turonenses cum dimidio soluere et mul-
cte huiusmodi in commodum et vtilitatem confraternitatis
huiusmodi conuerti. Preterea quilibet ex magistris et confratribus predictis proprijs sumptibus annis singulis vnum
cereum cere albe in designationem puritatis eiusdem conceptionis emere et in loco ad hoc deputato collocare / ac vigintiquinque solidos similes vel aliam maiorem aut minorem
summam eorumdem magistrorum arbitrio imponendam soluere / et ceteris in dictis maioribus et aliis eadem confraternitate procurante pro tempore celebrandis missis ardere /
et vigintiquinque solidi seu maior vel minor summa statuenda huiusmodi in subuentione sacerdotum missas pre-

dictas celebrantium / ac emptionem ornamentorum et lumina-
rium ad missarum earumdem solennia necessariorum conuerti. et quod ipsi magistri annis singulis die dominico
festum conceptionis primo sequente huiusmodi vel alio per
dictos magistros statuendo nouum magistrum qui tunc sequenti anno eidem confraternitati presideret ac omnia ipsius
confraternitatis negocia moderaretur eligere. et sic electus si
ex confratrum numero esset electioni huiusmodi sub pena
quadraginta librarum turonensium inter magistros confraternitatis huiusmodi numerandorum consentire / et eodem
electionis huiusmodi vel alio ad magistrorum et confratrum
predictorum nutum deputando die podium Cetum musarum
nuncupatum / seu doctorum virorum conuentum in loco emi-
nenti commode ac decenter ornato celebrari / ac in eodem
podio varia poematum genera tam latinis carminibus quam
etiam rithmicis dicterijs gallico seu patrio sermone compo-
sitis in laudem pirginis et sanctissime conceptionis huiusmodi edita recitari et cantari / ac notulis carthas affigi / et
ad ipsum podium propositis per loca publica editis ac etiam
in sermonibus et predicationibus publicis seu alias prout
magistro tunc presidenti videbitur omnes docti et preclari
viri imitari / ac eidem podio omnes magistri et quicumque
confratres huiusmodi per ipsum magistrum tunc presidentem
requisiti sub penis per eundem magistrum statuendis assistere / et ultra eos viri litterati cuiuscunque scientie / presertim
theologiam / iura poesim et oratoriam profitentes obserna-
turi ne quid in fide dubium / aut sinistrum in carminibus ac
dicterijs et operibus huiusmodi commisceri contingat. indi-
carique equo iudicio prestantiam et excellentiam carminum

ac dicteriorum et operum huiusmodi aduocari exhiberi et vt
preclara ingenia ad sese in latissimo laudum eiusdem virginis campo feruentius exercendum magis attenderentur cuius
rithmicum dicterium qui cantus regalis nuncupatur fuisset
excellentius iudicatum victricis palme premio / qui autem
prestantiora carmina latino sermone iuxta normam a dicto
magistro publicatam composuisset corona laurea / aliorum
quoque operum tam latino quam gallico ydyomate elegan-
tiores scriptores lilio anulo / alijsue insignibus secundum
magistrorum eorundem decretum ac discretionem precio
nummario redimendis donare ac decorari ac ipse magister
pro tempore / ad propagandas vbique et perpetuandas laudes
huiusmodi reddendumque ipsum conceptionis festum in dies
magis celebre illa ex predictis carminibus dicterijs et operibus que excellentiora fuerunt iudicata in vnam vel plures
tabulas accurate ac decenter conscriptas redigi illasque in
dicta ecclesia affigi et collocari facere. Et cum aliquis ex
magistris seu confratribus predictis ab humanis decederet
reliqui omnes magistri et confratres cruce leuata domum
defuncti abire et illius funus vsque ad locum sepulture / si
intra / si vero extra ciuitatem predictam vel in eius suburbijs
sepeliretur vsque ad portas eiusdem ciuitatis comitari / ac
eorum quilibet proprijs eius sumptibus vnum sacerdotem ho-
nestum in habitu ecclesiastico / comitationi et inhumationi
huiusmodi interesse facere. Et si ex magistris vnum cereum
cere candide ac palma et octo thedis. Si vero ex confratribus
predictis defunctus ipse fuisset sex magne thede ardentes
communibus confraternitatis eiusdem expensis / coram eodem
funere deportari ac cereus et palma predicti super tumulo

defuncti magistri huiusmodi / ad declarandum defunctum
ipsum / perpetuo fidei lumine vestitum sinceritatem conceptionis huiusmodi vsque ad mortem tenuisse ac defendisse / ac
palmam virginalem in cades exaltatam / quam contra omnem
etiam originalis culpe labem reportasse ipsam virginem vi-
uens contenderat quasi ante summum dei tribunal post obi-
tum representasse vsque ad eiusdem cerei consummationem
remanere / et pro dictis thedis reportandis / rectori ecclesie in
qua sepulturam huiusmodi consistere contingeret / duodecim
denarij turonenses pro qualibet theda persolui / et pro anima
huiusmodi defuncti / si ex confratribus vigilie mortuorum
et missa una sex thedis ardentibus / si vero ex magistris predictis fuisset vigilie et misse due octo thedis ardentibus / in
carmelitarum / vel alia eligenda ecclesia predicta celebrari /
et per aliquem facundum oratorem / vna funebris oratio de
defuncti magistri obitu / ad laudem conceptionis huiusmodi /
inter missarum solennia haberi / et illi qui latinorum carminum et rithmicorum dicteriorum premia eo anno repor-
tasset epitaphia quisque in suo genere arbitrio magistri
tunc presidentis / circa tumulum huiusmodi vel alibi collo-
canda / in eiusdem defuncti funus componere / et quilibet ex
superstitibus magistris et confratribus / inhumationi / exe-
quijs et solemnibus / missis predictis quibusuis excusatio-
nibus cessantibus sub penis predictis adesse / necnon proprijs
suis sumptibus eadem vel alia per eos statuenda die vnam
missam submissa voce / pro anima defuncti huiusmodi / celebrari facere deberent ac tenerentur / liceretque eisdem magistris et confratribus / confraternitatem et podium huiusmodi /
de vna ecclesia in aliam ecclesiam transferre et si eis videretur

f

domum et ecclesiam proprias / ad hoc de nouo construi et
edificari facere / necnon statuta reformare et in melius mu-
tare / ac alia de nouo facere / et forsan alia. In laudem et
honorem conceptionis huiusmodi statuerunt et ordinarunt
prout in scripturis desuper confectis plenius dicitur conti-
neri. Quare pro parte magistrorum et confratrum predictorum asserentium / quod plurimi prelati ac Senatores et regij
magistratus ac nobiles / eidem confraternitati aggregari
curarunt et curant nobis fuit humiliter supplicatum vt fun-
dationi et institutioni confraternitatis et podij predictorum
ac statutis predictis / pro illorum subsistentia firmiori robur
apostolice confirmationis adijcere / aliasque in premissis op-
portune prouidere / de benignitate apostolica dignaremur.
Nos igitur singulos modernos magistros et confratres predictos a quibusuis excommunicationis suspensionis et inter-
dicti / alijsque ecclesiasticis sentencijs censuris et penis / a
iure vel ab homine quauis occasione vel causa latis / si quibus
quomodo libet innodati existunt / ad effectum presentium
dumtaxat consequendum / harum serie absoluentes et abso-
lutos fore censentes / huiusmodi supplicationibus inclinati /
auctoritate apostolica tenore presentium fundationem et ins-
titutionem / ac statuta predicta / et prout illa concernunt /
omnia et singula in dictis scripturis contenta approbamus
et confirmamus / supplemusque omnes et singulos tam iuris
quam facti defectus / si forsan interuenerint in eisdem Et
nichilominus eisdem modernis / et pro tempore existentibus
magistris et confratribus / pro directione et conseruatione
confraternitatis huiusmodi / illiusque bonorum edita refor-
mandi et mutandi ac de nouo alia rationabilia honesta ac sa-

cris canonibus non contraria statuta et ordinationes edendi/
et in melius mutandi / licentiam et facultatem concedimus ac
eadem sic edenda statuta et ordinationes eo ipso quo edita
fuerint / auctoritate predicta approbata et confirmata esse
et censeri illaque et alia edita necnon fundationem et insti-
tutionem huiusmodi perpetue firmitatis robur obtinere / ac
inuiolabiliter obseruari debere dictamque confraternitatem /
ceteris alijs ciuitatis ac prouincie rothomagensis predictarum
confraternitatibus in omnibus etiam honoribus anteferri /
et quidquid a maiori parte magistrorum et confratrum predictorum factum fuerit a tota confraternitate factum et sic
per causarum palatij apostolici auditores ac sancte romane
ecclesie cardinales / aliosque quoscunque indices ecclesiasti-
cos vel seculares / quauis auctoritate fungantur in iudicio et
extra, et in quauis instantia indicari sentenciari ac diffiniri
debere. Sublata eis et eorum cuilibet quauis aliter iudi-
candi / sentenciendi / diffiniendi / et interpretandi facultate
decernimus. Necnon magistris et confratribus confraternitatis huiusmodi nunc et pro tempore existentibus vsque ad
numerum Centum et triginta / viro et vxore pro una persona
computatis vt eorum quilibet quotiens sibi vita comite opus
fuerit quemcunque ydoneum presbyterum secularem vel cu-
iusuis ordinis regularem in suum possit eligere confessorem
qui in casibus sedi apostolice reseruatis / preterquam offense
ecclesiastice libertatis criminum heresis / rebellionis aut
conspirationis in personam vel statum romani pontificis seu
sedem eandem / falsitatis litterarum apostolicarum suppli-
cationum aut commissionum inuasionis depredationis aut
occupationis vel deuastationis terrarum vel maris dicte ro-

mane ecclesie mediate vel immediate subiectorum / offense
personalis in episcopum vel alium prelatum prohibitionis
deuolutionis causarum ad romanam curiam / delationis ar-
morum et aliorum prohibitorum ad partes infidelium / semel
dumtaxat in vita / et in mortis articulo. In alijs vero quotiens opportunum fuerit confessione sua diligenter audita
pro premissis debitam absolutionem impendat et penitentiam
iniungat salutarem / necnon vota quecunque vltra marino
liminum apostolorum petri et pauli de vrbe ac sancti iacobi
in compostella necnon castitatis votis dumtaxat exceptis. In
alia pietatis opera commutare / ac iuramenta quecunque sine
iuris alieni preiudicio relaxare. Necnon ei in sinceritate fidei
ac nostra et successorum nostrorum romanorum pontificum
canonice iurantium obedientia ac deuotione persistenti plenariam omnium peccatorum suorum de quibus corde contri-
tus / et ore confessus fuerit remissionem auctoritate apostolica concedere valeat / liceatque cuilibet ex eisdem magistris
et confratribus ac eorum vxoribus habere altare portatile cum
debitis reuerentia et honore super quo in locis ad hoc con-
gruentibus et honestis sine iuris alieni preiudicio Et cum
qualitate negociorum pro tempore ingruentium exigerit etiam
antequam elucescat dies circa tamen diurnam lucem / et si
forsan ad loca ecclesiastico interdicto ordinaria auctoritate
supposita eum declinare contigerit in illis / clausis ianuis
non pulsatis campanis et submissa voce / excommunitatis
et interdictis exclusis dummodo ipsi qui presentes fuerint
causam non dederint huiusmodi interdicto nec id eis contigerit specialiter interdici / possit per seipsum si presbiter
fuerit aut proprium vel alium sacerdotem ydoneum missas

et alia diuina officia in sua et suorum familiarium domesticorum presentia celebrare seu celebrari / ac eucharistiam et alia sacramenta ecclesiastica / preterquam in die paschalis ab eodem sacerdote recipere et cuilibet ex magistris et confratribus predictis vt si durante interdicto huiusmodi eum in loco vbi illud appositum fuerit ab humanis decedere contingat corpus suum ecclesiastice sepulture absque tamen funerali pompa tradi valeat / necnon quadragesimalibus / et alijs anni temporibus / ac diebus quibus esus carnium ouorum butiri casei et aliorum lacticiniorum de iure vel de consuetudine est interdictus et ouis butiro caseo et alijs lacticinijs ac de vtriusque medici consilio etiam carnibus vesci et frui / absque vllo conscientie scrupulo libere et licite valeat. Quodque singulis annis diebus / quibus stationes in alma vrbe celebrari solent maioremque etiam in honorem eiusdem virginis est dedicata / et einsdem beate marie rotunde Nothomagensis ac dictam carmelitarum ecclesias deuote visitando / et septies orationem dominicam ac totidem salutationem angelicam recitando. Si vero infirmus aut debilis vel alias legitime impeditus tunc fuerit duos solidos similes in utilitatem dicte confraternitatis conuertendos donando / ac easdem orationes dominicas et salutationes angelicas in camera. In qua tunc eum existere contigerit coram crucifixi vel alia ymagine recitando tot et similes indulgentias ac peccatorum remissiones consequatur quot et quas consequeretur et consequi posset singulis eisdem diebus singulas ecclesias alme vrbis et extra eam pro stationibus huiusmodi deputatas personaliter visitaret et alia pro consequendis indulgentijs huiusmodi requisita faceret. Quodque magistri et confra-

tres / ac alij benefactores confraternitátis huiusmodi ac eorum parentes viui et mortui qui de eorum bonis eidem confraternitati erogauerint dederint aut legauerint suffragiorum
precum elemosinarum ieiuniorum orationum missarum et
aliorum bonorum spiritualium / ac pietatis operum que in
tota militanti et vniuersali ecclesia fiunt et pro tempore fient
participes et consortes existant indulgemus. Et insuper cu-
pientes carmelitarum seu alia ad missas quinque et alijs dominicis diebus predictis celebrandas / vt prefertur eligenda
congruis frequentetur honoribus et christi fidelibus iugiter
veneretur et ipsi christi fideles eo libentius celebrationi missarum huiusmodi adsint quo ex hoc ibidem dono celestis
gratie conspexerint se vberius refectos de omnipotentis dei
misericordia ac beatorum petri et pauli apostolorum eius auctoritate confisi omnibus et singulis christi fidelibus vtriusque
sexus vndecunque existentibus vere penitentibus et confessis
seu bonam spem confitendi habentibus / qui submissa voce
quadraginta / qui vero in cantu in quinque et alijs dominicis
diebus celebrandis missis predictis interfuerint Centum dies
de iniunctis eis penitentijs pro singulis interessentijs huiusmodi misericorditer in domino relaxamus / ac omnibus et
singulis etiam cardinalatus honore / necnon archiepiscopali /
episcopali / Abbaciali aut alia quacumque dignitate auctoritate facultate et potestate ecclesiastica vel mundana nunc
et pro tempore fungentibus / ne confraternitatem et illius
nunc et pro tempore magistros et confratres huiusmodi mo-
lestare turbare inquietare / seu molestari turbari aut inquietari facere / vel eorum iura ac statuta seu laudabiles consuetudines impedire / aut impediri facere aliquatenus presumant

sub excommunicationis late sentencie et quingentorum ducatorum auri de camera fabrice basilice principis Apostolorum
de vrbe applicatorum penis districtius inhibemus. ....

Quocirca dilectis filiis Abbati sancte Ka-

therine extra et prope / ac priori / per priorem soliti gubernari
sancti Laudi intra muros monasteriorum / ac Cantori ecclesie
Rothomagensis per apostolica scripta mandamus / quatinus
ipsi vel duo aut vnus eorum / per se vel alium seu alios auctoritate nostra presentes litteras / vbi quando et quotiens opus
fuerit / ac pro parte dictorum magistrorum et confratrum
vel aliquorum ex eis fuerint requisiti solemniter publicantes /
eisque in premissis efficacis defensionis presidio assistentes
faciant premissa omnia et singula ab omnibus inuiolabiliter
obseruari. Illisque eosdem magistros et confratres pacifice
frui et gaudere / non permittentes eos / aut eorum aliquem
contra tenorem presentium modo aliquo molestari impediri
aut inquietari. Contradictores quoslibet et rebelles per predictas et alias censuras et penas ac alia iuris remedia / appel-
latione postposita compescendo / inuocato etiam ad hoc / si
opus fuerit auxilio brachij secularis. Nonobstantibus apostolicis ac prouincialibus et sinodalibus constitutionibus et
ordinationibus / necnon ecclesiarum et ordinis predictorum
etiam iuramento confirmatione apostolica vel ququis firmi-
tate alia roboratis statutis et consuetudinibus contrarijs
quibuscumque. Aut si aliquibus communiter vel diuisim
apostolica sit sede indultum quod interdici suspendi vel
excommunicari non possint per litteras apostolicas non facientes plenam et expressam ac de verbo ad verbum de indulto

huiusmodi mentionem et qualibet alia dicte sedis indulgentia
generali vel speciali cuiuscunque tenoris existat / per quam
presentibus non expressam vel totaliter non insertam effectus
earum impediri valeat. quomodolibet vel differri et de qua
cuiusque toto tenore habenda sit in nostris litteris mentio
specialis Volumus antem quod magistri et confratres : ac
eorum vxores predicti indulto celebrandi seu celebrari fa-
ciendi / ante diem huiusmodi parce vtantur / quia cum in
altaris ministerio immoletur dominus noster iesus christus
qui candor est lucis eterne / conuenit hoc non noctis tenebris
fieri sed in luce. Quodque confessor quem quilibet ex magistris et confratribus predictis duxerit eligendum in hijs de
quibus fuerit satisfactio alicui impendenda / eam illi per eum
si superuixerit / vel per alios si forsan tunc transierit facien-
dam iniungat quam ipse vel ille adimplere teneantur / de-
cernentes indulgentias ac remissiones predictas sub nullis
etiam in fauorem fabrice basilice huiusmodi ac expeditiones
contra Turchos a sede predicta quomodolibet emanatis et
emanandis reuocationibus suspensionibus ac derogationibus
nullatenus comprehendi sed semper ab illis exceptas esse et
censeri debere. Necnon irritum et inane / quicquid secus
super premissis a quoquam quauis auctoritate scienter vel
ignoranter contigerit atteimptari. Nulli ergo omnino homi-
num liceat hanc paginam nostre absolutionis et approbatio-
nis confirmationis / suppletionis / concessionis / antelationis /
indulti relaxationis / inhibitionis / mandati / voluntatis et
decreti infringere vel ei ausu temerario contraire. Si quis
autem hoc atteimptare presumpserit indignationem omnipotentis dei ac beatorum petri et pauli apostolorum eius se

nouerit incursurum. Datum rome apud sanctum petrum.
Anno incarnationis dominice Millesimo quingentesimo
vicesimo / nono kalendas aprilis. Pontificatus nostri anno
octauo. Signatum in margine inferiori supra plicam. F. de
bodelin.

Post quarumquidem apostolicarum litte-

rarum preinsertarum presentationem / rescriptionem / nobis
et per nos ut premittitur factas / illarum litterarum fuimus
pro parte dictorum magistrorum principum et confratrum
ipsius confratrie principalium debita cum instantia requisiti
quantus ad earumdem litterarum apostolicarum et conten-
torum. In eisdem erecutionem procedere dignaremur iurta
traditam seu directam per eas a sede apostolica prefata nobis
formam. Nos igitur abbas commendatarius sancte katherine
et prior sancti Laudi Rothomagensis iudices et erecutores
prefati volentes mandatis apostolicis nobis in hac parte di-
rectis reuerenter parere illaque diligenter erequi ut tenemur
et eisdem magistris principibus et confratribus dicte confratrie in premissis efficacis defensionis presidio assistere voluimus et presentium tenore voluimus iurta predictarum
litterarum apostolicarum traditionem / atque formam. Pre-
fatos nostros principes nuncupatos et confratres eiusdem
confratrie et quemlibet eorum indulto ac omnibus et singulis
in litteris preinsertis et contentis pacifice frui et gaudere /
non permittentes eosdem magistros et confratres aut aliquem
eorum per quoscumque etiam cardinalatus honore. Necnon
archiepiscopali. Episcopali Abbaciali aut alia quacumque
dignitate auctoritate et facultate aut potestate ecclesiastica

9

vel mundana nunc et pro tempore fungentibus molestari turbari et inquietari.

Que premissa omnia et singula necnon

dictas litteras apostolicas vobis vniversis et singulis / quibus presens noster processus dirigitur intimamus insinuamus et notificamus ac ad vestram et cuiuslibet vestrum noticiam deducimus et deduci volumus per presentes vosque nichilominus et quemlibet vestrum tenore presentium requirimus et monemus primo secundo tercio et peremptorie communiter et divisim ac vobis et vestrum cuilibet in virtute sancte obedientie ac sub excommunicationis late sentencie et quingentorum ducatorum auri de camera basilice principis apostolorum de vrbe applicandorum penis indictis apostolicis litteris promulgatis / districte precipiendo mandamus quatinus dictos magistros principes et confratres predicte confratrie / et eorum quemlibet indulto huiusmodi / ac omnibus et singulis in litteris preinsertis contentis frui et gaudere faciatis / auctoritate predicta et iuxta dictarum litterarum apostolicarum tenorem et formam non permittentes eosdem magistros principes et confratres eorumque iura libertates statuta et laudabiles consuetudines / per quoscumque impedire molestari et perturbari.

Quod si forte premissa omnia et singula

non adimpleueritis mandatisque et monitionibus nostris immo verius apostolicis non parueritis cum effectu Vos in vos omnes singulos supradictos / qui culpabiles fueritis in premissis et generaliter in contradictores quoslibet et rebelles ipsos magistros principes et confratres et quemlibet eorum

super premissis impedientes in aliquo / aut ipsos impedien-
tibus dantes consilium auxilium vel fauorem publice vel
occulte directe vel indirecte / quouis quesito colore / cuius-
cumque dignatis / status / gradus vel conditione existant /
canonica monitione premissa / eos et eorum quemlibet sentencias et penas in eisdem apostolicis litteris contentas et
promulgatas incurisse declaramus.

Ceterum cum ad executionem premissorum

vlterius faciendum nequeamus quo ad presens personaliter
interesse. Pluribus alijs prepediti negocijs vniversis et singulis dominis Abbatibus Prioribus Prepositis Decanis et
Cantoribus Succentoribus Archidiaconis Thesaurarijs /
tam cathedralium quam collegiatarum canonicis parrochia-
liumque ecclesiarum rectoribus presbyteris curatis et non
curatis / ceterisque personis ecclesiasticis notarijs et tabel-
lionibus / publicis vbilibet constitutis / et eorum cuilibet
insolidum super vlteriori executione dicti mandati apostolici
atque nostri facienda auctoritate apostolica tenore presentium committimus vices nostras donec eas ad nos specialiter
et expresse duxerimus reuocandas. Quos et eorum quemlibet
tenore presentium requirimus et monemus In virtute sancte
obedientie postquam pro parte dictorum magistrorum principum et confratrum seu alterius eorum fuerint requisiti /
seu alter eorum fuerit requisitus. Ita quod in hisexequendis
alter vestrum alterum non expectet / nec vnus per alium seu
pro alio se excuset. Ad quoscumque de quibus fueritis requisiti accedant seu accedat eorum alter prefatas quoque litteras
apostolicas / et hunc nostrum processum ac omnia et singula

in eis contenta / vniuersis et singulis quibus noster presens
processus dirigitur communiter vel diuisim / intiment legant
insinuent et publicent dictosque et magistros principes et
confratres / et eorum quemlibet indulto huiusmodi et contentis in litteris supradictis / vti gaudere et frui faciant / non
permittentes eos et quemlibet eorum a quibuscumque super
hoc molestari impediri aut perturbari sub penis et censuris
supradictis / inuocato ad hoc si opus fuerit auxilio brachij
secularis.

Et generaliter omnia et singula nobis in
hac parte commissa plenarie exequantur iuxta predictarum
litterarum apostolicarum / et presentis nostri processus
continentiam et tenorem. Ita tamen quod ipsi subdelegati
nostri vel quicumque alius nichil in preiudicium dictorum
magistrorum principum et confratrum predicte confratrie /
attemptare valeant quomodolibet nec in processibus per nos
habitis et sentencijs per nos latis absoluendo et suspendendo
aliquid immutare / in ceteris autem que eisdem magistris
principibus et confratribus nocere possent ipsis et quibuscumque alijs potestatem omnimodam denegamus. Et si contingat nos super premissis in aliquo procedere de quo nobis potestatem plenariam reseruamus non intendimus propter hoc
commissionem nostram huiusmodi in aliquo renocare nisi de
renocatione ipsa specialem et expressam in nostris litteris
fecerimus mentionem. Per hunc autem nostrum processum
nolumus nec intendimus nostro in aliquo preiudicare college
quominus ipse seruato tamen hoc nostro processu in negocio
huiusmodi procedere valeat prout et visum fuerit expedire.

Prefatas quoque litteras apostolicas / et hunc nostrum processum / ac omnia et singula huiusmodi negocium tangentia
volumus penes dictos magistros principes et confratres remanere et non per vos / aut aliquem vestrum seu quencumque
alium ipsis inuitis quomodolibet detinere. Contrarium vero
facientes / prefatis nostris sentencijs prout in his scriptis
late sunt ipso facto volumus subiacere. Mandamus copiam
fieri de premissis eam petentibus et habere debentibus Peten-
tium quidem sumptibus et expensis Absolutionem vero
omnium et singulorum qui prefatas sentencias aut earum
aliquam incurrerint / seu incurrerit quo quomodo / nobis aut
superiori nostro tantummodo reseruamus.

In quorum omnium et singulorum fidem

et testimonium premissorum presentes litteras siue presens
publicum instrumentum huiusmodi nostrum processum in
se continentes siue continens erinde fieri ac per notarios
publicos infra scriptos signari et subscribi nostrorunque
sigillorum consuetorum iussimus et fecimus appensione com-
muniri. Actum et datum in capitulo prope claustrum dicte
domus fratrum carmelitarum rothomagensium. Anno domini millesimo quingentesimo vicesimo / more gallicano com-
putando indictione nona / mensis vero martij die decima
pontificatus prelibati sanctissimi domini nostri leonis pape
decimi anno octavo. Presentibus venerabilibus viris magistris Johanne boyssaye et Thoma de hammernille presbyteris testibus de premissis. Et au bas estoit escript ce qui
sensuyt.

¶ Ego iohannes le seigneur presbiter in artibus magister

rothomagensis diocesis publicus apostolica et imperiali auctoritatibus curieque archiepiscopalis Rothomagensis notarius iuratus litterarum apostolicarum preinsertarum presentationi et receptioni presentisque processus executorialis fulminationi pariter et decreto. Omnibus et singulis supradictis cum notario infra et testibus prenominatis presens fui Idcirco huic publico instrumento seu presentibus litteris manu alterius scriptis signum meum publicum vna cum signo et subscriptione notarij infrascripti ac prefatorum dominorum iudicum sigillorum appensione in fidem et testimonium premissorum apposui requisitus sic signatum Le Seigneur. Et au plus bas estoit escript ce qui ensuit. ¶ Ego vero guillermus charetier clericus in artibus magister de rothomago oriundus publicus apostolica et imperiali auctoritatibus Curieque archiepiscopalis Rothomagensis notarius iuratus. Quia litterarum apostolicarum preinsertarum presentationi et receptioni Necnon presentis processus fulminationi et decreto Ceterisque omnibus et singulis que supra scribuntur dicerentur et fierent vna cum notario et testibus suprascriptis interfui / ideo huic presenti publico instrumento manu alterius fideliter scripto signum meum publicum assuetum vna cum signo et subscriptione notarij subscripti ac eorumdem dominorum iudicum apostolicorum sigillorum appensione apposui in fidem robur et testimonium premissorum requisitus atque rogatus. Sic signatum. G. charetier.

Ensuivent les pardons et indulgences des

stacions de romme lesquelz les princes et associez de ladicte

confraternite peuvent gaigner et acquerir en visitant les
eglises Cest assauoir nostre dame de rouen / des carmes / de
la ronde es iours cy apres declarez tout ainsi quilz pourroient
faire en visitant les sept eglises de romme a ce deputez.

¶ Et premierement Stacions au temps de laduent.

Le premier dimence de laduent stacion a leglise de saincte
marie la maior ou il ya xxviij mil ans de indulgence et
autant de quarantaines. Item remission de la tierce partie
de ses pechez. Item en toutes les festes de la benoiste vierge
marie ya en icelle eglise Mil ans de indulgence.
¶ Le second dimence de laduent il ya stacion a saincte croix
en hierusalem. Et ya xi. Mil ans de indulgence et pleniere
remission de tous ses pechez.
Item saint siluestre pape a amplie les indulgences.
Le tiers dimence de laduent stacion a leglise saint pierre
Et sont xxviij Mil ans de indulgence et autant de quarantaines.
Le merquedi des quatre temps de apres le tiers dimence de
laduent stacion en leglise de saincte marie la maior. Et ya
de indulgence xxviij mil ans et autant de quarantaines /
ensemble remission de la tierce partie de tous ses pechez.
¶ Le vendredi des quatre temps stacion a leglise saint pierre
on il ya. x. mil ans de indulgence et remission pleniere de
tous pechez.
Le samedi des quatre temps stacion a leglise saint pierre ou
il ya xxviij mil ans de indulgence et autant de quarantaines.
¶ Le quatriesme dimence de laduent stacion aux saintz apos-

tres et en ce lieu ya rij mil ans de indulgence. Item pleniere
indulgence de tous ses peche3.

En la veille de la natiuite nostre sauueur iesucrist stacion
en leglise nostre dame maior ou il y a rrviij. mil ans de
indulgence et autant de quarantaines et remission de la tierce
partie de tous ses peche3.

¶ Le iour de la natinite de nostre seigneur a la premiere
messe stacion en leglise saincte marie la maior en la chapelle
nommee capella ad presepe domini ya rrviii. mil ans de indulgence et rrviii mil quarantaines. Et indulgence pleniere
de tous ses peche3.

¶ A la messe du point du iour en leglise saincte anastaise
stacion ou il ya rrviii mil ans de indulgence et rrviii mil
quarantaines. Et remission pleniere de tous ses peche3.

¶ A la grant messe stacion en leglise saincte marie la
maior. Et ya rrviii mil ans de indulgence. Et autant de
quarantaines et indulgence pleniere de tous peche3.

¶ Le iour saint estienne il ya stacion en leglise saint estienne au mont de celio ou il ya rrviii mil ans de indulgence
et rrviij mil quarantaines. Et indulgence pleniere de tous
ses peche3.

¶ A la feste de s. iehan leuangeliste il ya stacion a s. marie
la maior et a s. iehan de latran et ya rrviij mil ans de indulgence et rrviii mil quarantaines. et indulgence pleniere de
tous peche3.

¶ A la feste des innocens stacion en leglise de saint paul.
Et il y a rv. mil ans de indulgence et autant de quarantaines
Et indulgence pleniere de tous peche3.

¶ Au iour de la circuncision nostre seigneur stacion a s.

marie oultre le tibre ad fontes olei on il y a xxv. mil ans de
indulgence et pleniere remission de tous peche3.

¶Le iour de la typhaine stacion en leglise de saint pierre ou
il ya xxviii mil ans de indulgence et autant de quarantaines
et indulgence pleniere.

✠Le dimence de la septuagesime station a saint laurens
oultre les murs. Et peut on acquerir en visitant ledict lieu
xi mil ans de indulgence et xlviii quarantaines. Et aussi
remission de la tierce partie de tous ses peche3. Auec la deliurance dune ame estant en purgatoire.

Le dimence de la seragesime stacion a saint paul et y a xii mil
ans de indulgence et xviii quarantaines. Et remission de la
tierce partie de tous ses peche3.

Le dimence de la quinquagesime stacion a leglise s. pierre.
Et y a xxviii mil ans de indulgence et antant de quarantaines.

Stacions au temps de quaresme.

¶Le merquedi des cendres stacion en leglise de saincte sa-
bine on peut acquerir pleniere indulgence de tous peche3. Et
troys milinm dans de indulgence.

Le ieudi stacion a s. george ou il ya x mil ans de indulgence.
Le vendredi stacion a leglise de saint iehan et saint paul on
il y a x mil ans de indulgence.

¶Le samedi en leglise de triphon ou il y a indulgence de tous
peche3. Et oultre x mil ans de indulgence.

¶Au premier dimence de quaresme stacion a leglise saint
iehan de latran ou len peut acquerir pleniere indulgence de
tous peche3. Et xviii mil ans de indulgence. Auec dautres
indulgences et sans nombre.

h

¶ Le premier lundi de quaresme stacion en leglise de saint pierre aur liens. Et peut on acquerir indulgence pleniere et r mil ans de indulgence.

✠ Le mardi ensuiuant en leglise saincte anastaise et y a rruiij mil ans de indulgence et rruiij mil quarantaines auec deliurance dune ame estant en purgatoire.

Le merquedi stacion a nostre dame la maior et y a rruiij mil ans de indulgence et autant de quarantaines et remission de la tierce partie des pechez.

¶ Le ieudi stacion en leglise saint laurens in palisperna la on peut acquerir indulgence de tous pechez et r mil ans de indulgence.

¶ Le vendredi stacion aur saintz apostres ou il y a indulgence de tous ses pechez. Et rii mil ans de indulgence.

¶ Le samedi a saint pierre ou il y a indulgence pleniere de tous pechez et rruiij mil ans de indulgence et autant de quarantaines.

Le second dimence de quaresme stacion a saincte marie in nauicula ou il y a rruiij mil ans de indulgence et autant de quarantaines.

Le lundi stacion a saint clement ou il y a indulgence et remission de la tierce partie de tous ses pechez. Et r mil ans de indulgence.

Le mardi stacion a saincte balbine ou il y a r. mil ans de indulgence.

Le merquedi a saincte cecile et y a r. mil ans de indulgence.

Le ieudi stacion a saincte marie transtiberi ou il y a r. mil ans de indulgence.

Le vendredi stacion en leglise saint vital ou il y a r mil ans de indulgence.

¶ Le samedi stacion a saint marcellin et a saint pierre ou il
y a pleniere indulgence de tous pechez. Et x mil ans de indulgence.

+ Le tiers dimence de quaresme stacion a saint laurens hors
les murs ou il y a v. mil ans de indulgence et quatre vingts
et xviij. quarantaines. Et la deliurance dune ame estant en
purgatoire.

Le lundi ensuinant stacion a saint marc ou il y a x mil ans
de indulgence.

Le mardi stacion a saincte potentiane ou il y a x mil ans de
indulgence.

Le merquedi stacion a s. sixte ou il y a x mil ans de indulgence.

Le ieudi stacion a saint cosme et saint damien ou il y a x.
milium dans de indulgence.

Le vendredi stacion a saint laurens in lucina ou il y a x.
milium dans de indulgence.

¶ Le samedi stacion a saincte susanne ou il y a indulgence
pleniere de tous pechez. Et xiij mil ans de indulgence.

¶ + Le quart dimence de quaresme stacion a saincte croix en
hierusalem ou il y a indulgence pleniere de tous pechez. Et
la deliurance dune ame des peines de purgatoire.

Le lundi stacion aur quatre saintz couronnez ou il y a dix mil
ans de indulgence.

Le mardi stacion a saint laurens en damasce ou il y a dix mil
ans de indulgence et remission de la tierce partie de tous
pechez.

Le merquedi a saint paul et y a x mil ans de indulgence et

remission de la tierce partie des peche3.

Le iendi stacion a saint siluestre ou il y a dix mil ans de indulgence.

Le vendredi stacion a s. eusebe ou il y a x mil ans de indulgence.

℟ Le samedi stacion a saint nicolas in carcere ou il y a pleniere indulgence et xii mil ans de indulgence.

Le dimence de la passion stacion a saint pierre ou il y a xxviii
mil ans de indulgence et xxviij mil quarantaines. Et remission de la tierce partie de tous peche3.

Le lundi stacion a saint grisogon ou il y a x mil ans de indulgence.

Le mardi stacion a saint quiricum ou il y a x mil ans de indulgence.

Le merquedi stacion a saint marcel ou il y a x mil ans de indulgence.

Le iendi stacion a s. apollinaire ou il y a x mil ans de indulgence.

✠ Le vendredi a saint estienne in celio monte y a deliurance
dune ame de purgatoire.

✠ Le samedi a s. iehan ante portam latinam ou il y a xiii mil
ans de indulgence. Et deliurance dune ame de purgatoire.

℟ Le dimence des palmes stacion a saint iehan de latran ou
il y a xxv mil ans de indulgence et xviii quarantaines.
Item cedit iour remission de tous peche3.

℟ Le lundi a s. praxede indulgence pleniere de tous peche3.
Et remission de la quarte partie des peche3.

℟ Le mardi a saincte prisce indulgence pleniere de tous pe-
che3. Et xvij mil ans de indulgence.

℟ Le merquedi a s. marie maior xxviii mil ans de indulgence.

et autant de quarantaines. Et indulgence pleniere de tous pechez.

℄℄Le ieudi a saint iehan de latran xij mil ans de indulgence et autant de quarantaines. Et double remission pleniere de tous pechez.

℄Le vendredi saint stacion a saincte croix de hierusalem et y a pleniere indulgence et autres infinies indulgences.

℄Le samedi a saint iehan de latran et y a xij mil ans de indulgence et xlviii. quarantaines et pleniere indulgence.

℄Le dimence de pasques a saincte marie la maior xxviii milium dans et autant de quarantaines et pleniere indulgence de tous pechez.

℄Le lundi a saint pierre y a xxviii mil ans et autant de quarantaines et pleniere indulgence des pechez.

℄Le mardi a saint paul xx milium dans de indulgence et xxviii quarantaines et indulgence pleniere des pechez.

✠Le merquedi a saint laurens hors les murs xviij milium dans de indulgence et autant de quarantaines. Et delivrance dune ame de purgatoire.

℄Le ieudi aux sainctz apostres xv milium dans de indulgence et pleniere indulgence des pechez.

Le vendredi a saincte marie la ronde ou il y a xv milium dans de indulgence.

℄℄Le samedi a saint iehan de latran ou il y a xv mil ans de indulgence et remission de la tierce partie de tous pechez. Item double remission pleniere de tous pechez.

℄Le dimence de quasimodo a saint pancrace ou il y a xv mil ans de indulgence. Item pleniere remission de tous pechez.

Le iour saint marc stacion a saint pierre ou il y a xxviii mil
ans de indulgence et xxviii mil quarantaines.

En la sepmaine des rogacions le lundi stacion a saint pierre.

Le mardi a saint iehan de latran.

Le merquedi a saincte marie la maior.

Le iour de lascension nostre seigneur stacion a saint pierre ou
il y a xxviii mil ans de indulgence et autant de quarantaines.

❡ Le samedi veille de la penthecouste a saint iehan de latran
il y a xv mil ans de indulgence et pleniere remission des pechez

❡ Le iour de penthecouste stacion a saint pierre ou il y a
infinies indulgences et pleniere remission de tous pechez.

❡ Le lundi stacion a saint pierre aux liens y a indulgence
pleniere de tous pechez.

Le mardi stacion a saincte anastaise ou il y a xviii mil ans de
indulgence.

Le merquedi a saincte marie la maior xxviii mil ans de indulgence et autant de quarantaines.

Item remission de la tierce partie de tous pechez.

✠ Le ieudi a saint laurens hors les murs ou il y a xviii mil ans
de indulgence et autant de quarantaines. Et remission de la
tierce partie de tous pechez.

Item la deliurance dune ame estant en purgatoire.

❡ Le vendredi aux saintz apostres xviii mil ans de indulgence.

Item pleniere remission de tous pechez.

✠ Le samedi a saint pierre xviii mil ans de indulgence et autant de quarantaines. Et deliurance dune ame de purgatoire.

Le merquedi des quatre temps du moys de septembre stacion
a saincte marie la maior. Et y a xxviii mil ans de indulgence
et autant de quarantaines.

Item en ladicte eglise y a remission de la tierce partie de tous
ses pechez.

℆ Le vendredi stacion aur saintz apostres. Et y a xviii mil
ans de indulgence.

Item pleniere remission de tous ses pechez.

Le samedi stacion a saint pierre. Et sont xxviii mil ans de
indulgence et autant de quarantaines.

Item remission de la tierce partie de tous ses pechez.

Fin des stacions de romme.

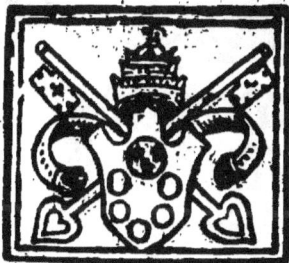

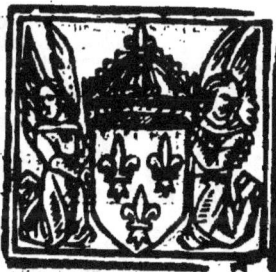

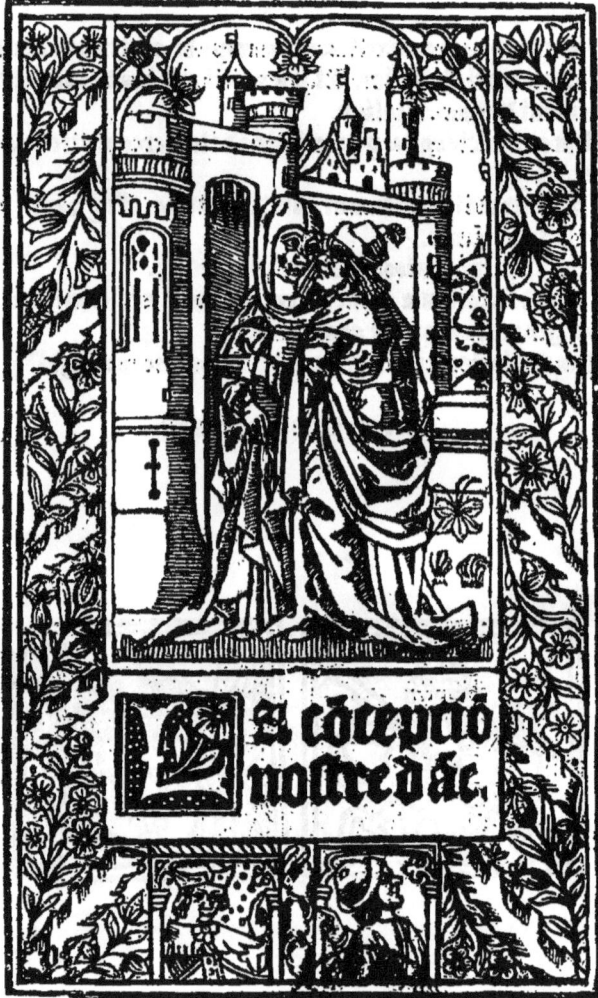

La cōceptiō nostre dā.

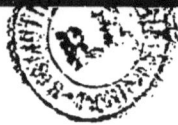

www.ingramcontent.com/pod-product-compliance
Lightning Source LLC
Chambersburg PA
CBHW050553210326
41521CB00008B/955